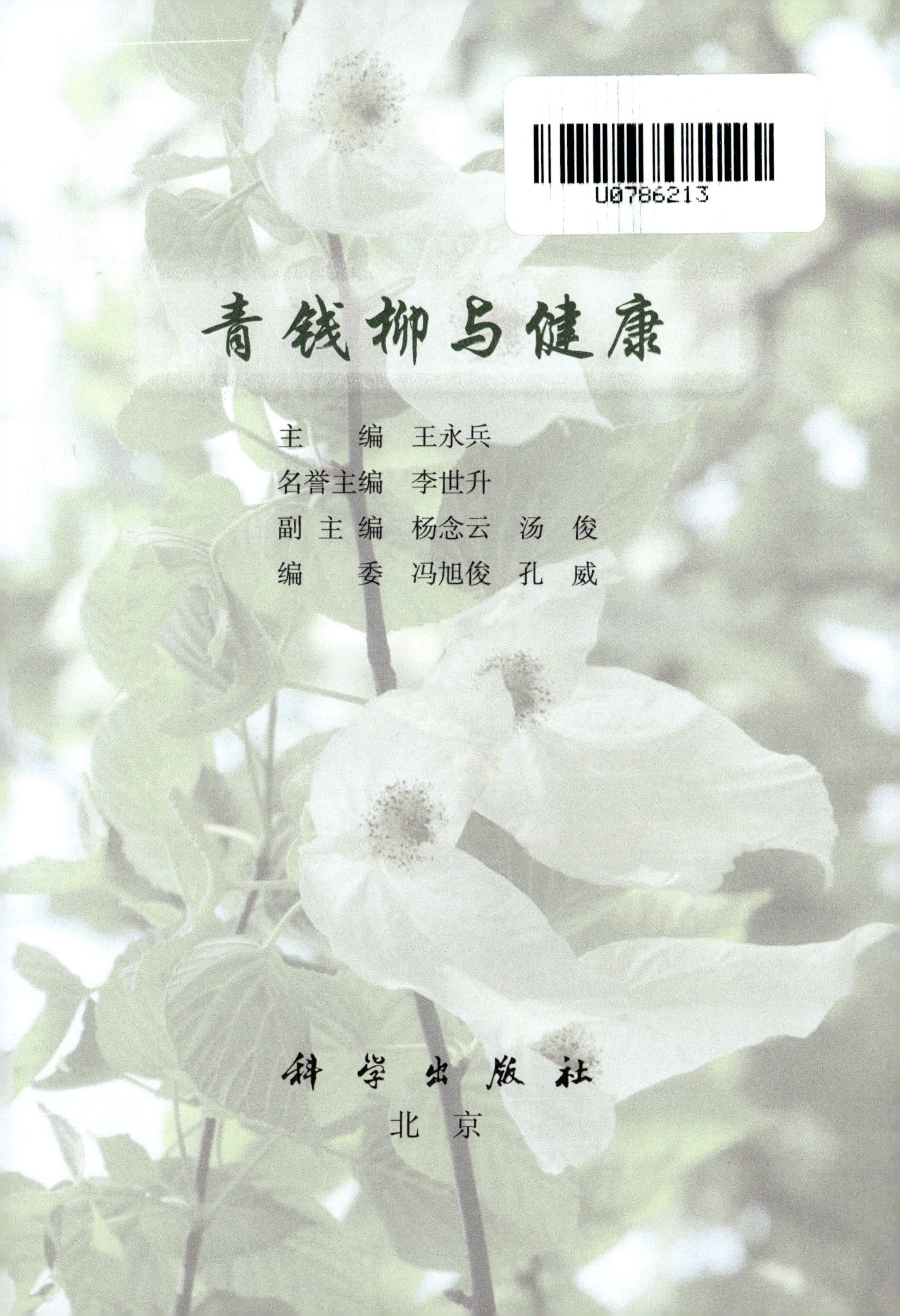

青钱柳与健康

主　　编　王永兵

名誉主编　李世升

副 主 编　杨念云　汤　俊

编　　委　冯旭俊　孔　威

科学出版社

北　京

内 容 简 介

本书详细介绍了青钱柳的化学成分、药理学、临床应用；青钱柳叶对糖尿病及心脑血管疾病的防治效果；心脑血管疾病及糖尿病的病因、防治常识；丹溪养生理论及现代应用等。

本书详细地介绍了青钱柳的研究概况，青钱柳对于糖尿病及心脑血管疾病的防治效果，既可以作为一般研究学者的普通参考书，也可供广大的糖尿病患者、心脑血管疾病患者及健康管理人员参考。

图书在版编目（CIP）数据

青钱柳与健康 / 王永兵主编. —北京：科学出版社，2016.12
ISBN 978-7-03-051021-1

Ⅰ.①青…　Ⅱ.①王…　Ⅲ.①糖尿病 - 食物疗法 ②心脏血管疾病 - 食物疗法 ③脑血管疾病 - 食物疗法　Ⅳ.① R247.1

中国版本图书馆 CIP 数据核字（2016）第 289473 号

责任编辑：丛　楠 / 责任校对：郑金红
责任印制：赵　博 / 封面设计：铭轩堂

科学出版社 出版
北京东黄城根北街 16 号
邮政编码：100717
http://www.sciencep.com
北京九州迅驰传媒文化有限公司印刷
科学出版社发行　各地新华书店经销

*

2016 年 12 月第 一 版　开本：890 × 1240　1/32
2024 年 11 月第八次印刷　印张：4
字数：74 000

定价：78.00 元

（如有印装质量问题，我社负责调换）

前 言

在过去，因为物质生活的匮乏，人们的健康主要受传染病、寄生虫病和营养素缺乏症等疾病的危害；如今，物质生活富裕了，人们的健康主要受心脑血管疾病、恶性肿瘤、营养过剩和遗传性疾病的威胁，与生活方式密切相关的疾病已成为了威胁人们健康的主要问题。

一百多年前，人们患病发热头痛时，常用柳树皮来解热镇痛，久而久之便产生了现在全球最畅销、最常用的药物——阿司匹林。于是柳树被称为人类健康第一棵树。

当恶性肿瘤严重威胁人类健康、造成数百万人死亡时，人们发现红豆杉中的紫杉醇具有独特的抗肿瘤作用，被医学界认为是抗癌新星。于是红豆杉被称为人类健康第二棵树。

在人类与糖尿病斗争的漫长岁月中，大自然再一次慷慨恩赐给我们一种神奇的植物——青钱柳。经过三十多年的大量科学研究实验证明，青钱柳叶不但能有效降低糖尿病患者的血糖、明显改善糖耐量，同时对于遭受外来有害因子损害的胰岛细胞还有一定的修复作用，并能保护胰岛细胞免受外来有害因子的损害；同时，青钱柳还具有降低血脂和增强免疫力等功效。青钱柳叶中的主要有效成分为青钱柳多糖、青钱柳黄酮、青钱柳苷，以及铬、钒、硒、锌等微量元素。于是，青钱柳被称为人类健康第三棵树。

朱丹溪名震亨，字彦修，因世居丹溪，故人称朱丹溪，或尊称为丹溪翁，出生于公元 1281 年，卒于公元 1358 年，元代金华（今浙江省义乌市）人，金元四大医学家之一，倡导“阳常有余、阴常不足”说，创阴虚相火病机学说，善用滋阴降火的方药，为“滋阴派”的创始人。丹溪养生的核心是：滋阴降火、扶正祛邪、排毒、养心。青钱柳叶的功效恰恰体现出了丹溪医学理论的某些观点。

《青钱柳与健康》一书，详细地介绍了青钱柳的化学成分、药理学、临床应用概况；青钱柳对糖尿病及心脑血管疾病的防治效果；心脑血管疾病及糖尿病防的治常识；丹溪养生理论及其现代应用等。

本书很多研究数据引自公开发表的论文，并附于书后的参考文献中，在此谨向上述论文作者表示衷心的感谢！

王永兵

2016 年 10 月

目　录

第一章

神奇的青钱柳

青钱柳，又名青钱李、摇钱树等，为冰川世纪幸存下来的珍稀树种。青钱柳非常珍贵，为国家二级保护植物，被誉为植物界的大熊猫。由于青钱柳对于各种慢性疾病，尤其是糖尿病和心脑血管疾病具有很好的调节作用，于是，青钱柳与柳树、红豆杉并称为人类健康三棵树。

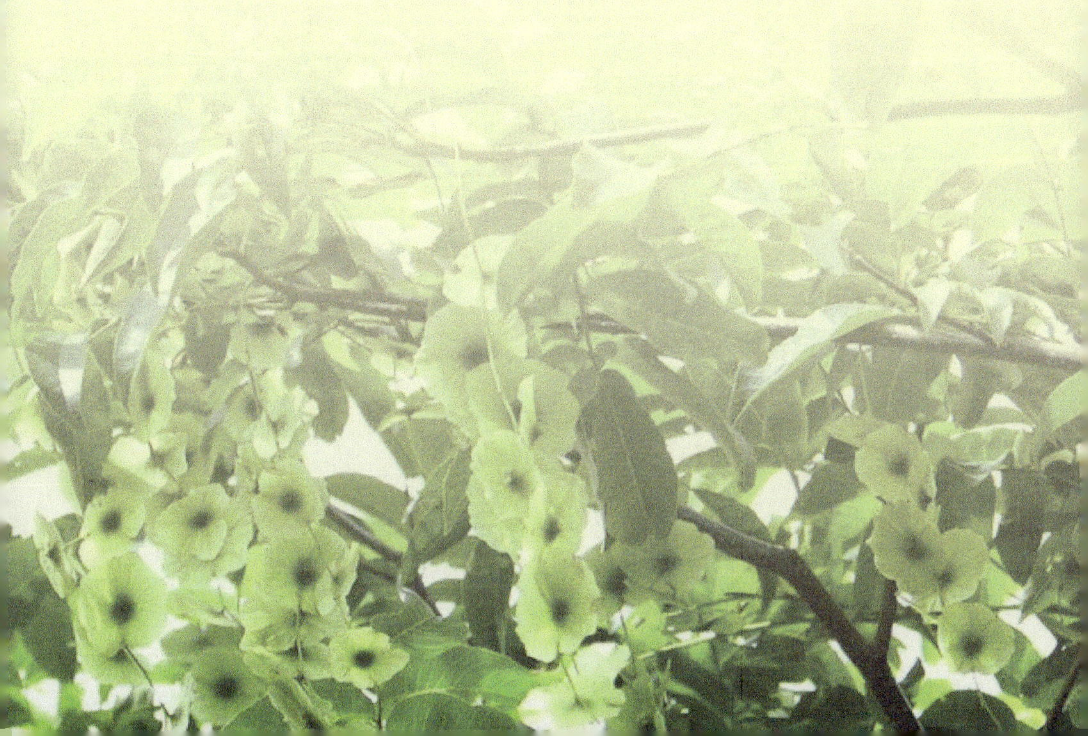

第一节

青钱柳的传说

青钱柳 [*Cyclocarya paliurus* (Batal.) lljinskaja] 是胡桃科（Juglaruaceae）青钱柳属植物。它是我国特有的单种属植物，是国家重点保护的濒危植物之一。青钱柳树皮、树叶具有清热解毒、止痛等功能，可用于治疗顽癣；青钱柳树叶泡出的茶甘甜滋润，生津止渴，被认为

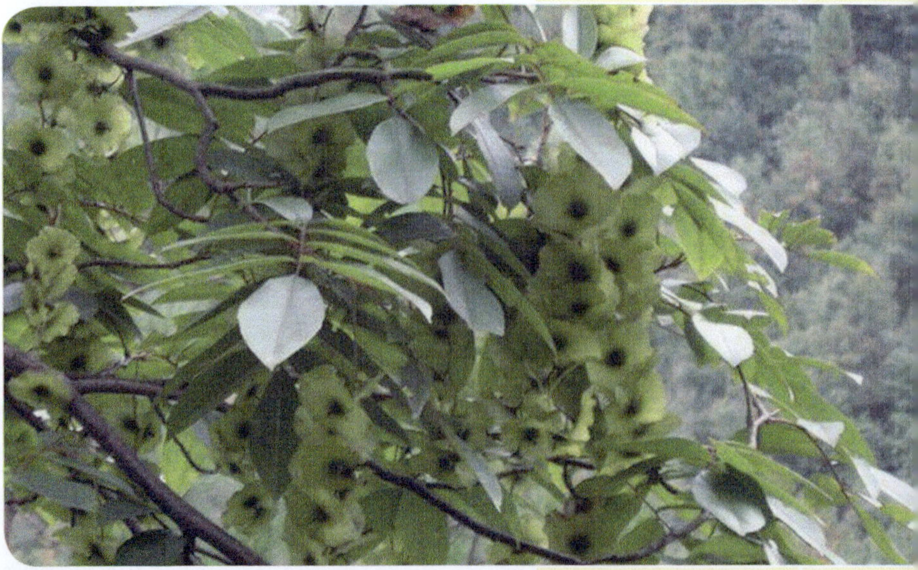

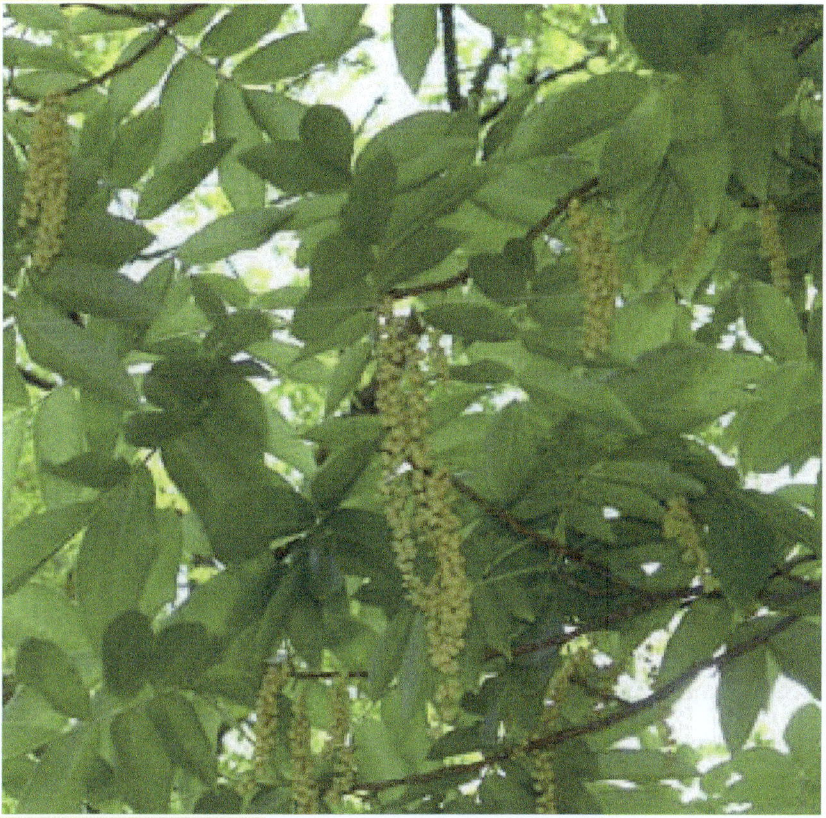

具有清热解暑、防病治病和延年益寿等功效。

青钱柳有许多美丽的民间故事传说：

1 神仙托梦

紫云山建寺初期，有个农夫收留一患病老翁，悉心照料数月，老

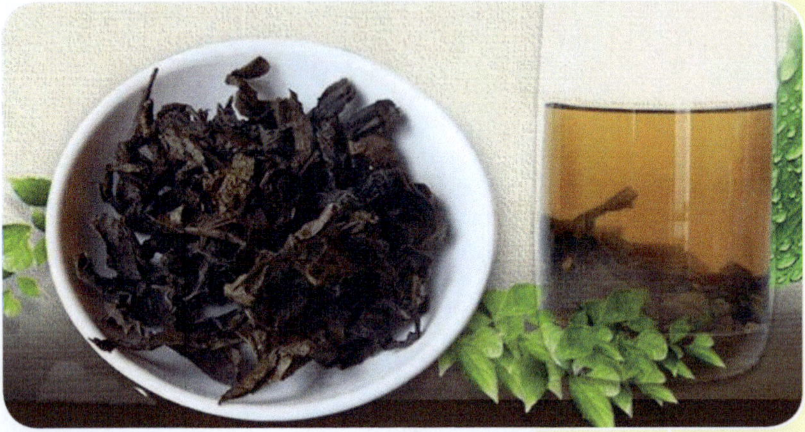

翁病愈竟不辞而别。数日后托梦于农夫，曰："汝素行善，吾赐树于汝园中，饮其汁可祛病强身，制法已授方丈。"言毕，飘然而去。农夫惊醒，即往寺中，遇方丈始知同得此梦。至园中，果见一青钱柳枝繁叶茂，按老翁所授秘方，采集其叶制成于品，供众僧及朝拜者饮用，效果如老翁所言。众僧及香客以为寺中菩萨显灵，故称此品为"神茶"。

总兵探宝

湖南省绥宁县地处云贵高原东部边缘，森林覆盖率达 80% 以上，在湖南省居于首位，被联合国教科文组织誉为“神奇的绿洲”，县城往北3公里就是佛教圣地神坡山，神坡山上有一座千年古刹神坡庵。

明朝副总兵邓子龙多次赴广东、福建沿海抗击倭寇。明万历年间，邓子龙又领兵平息麻阳苗民金道侣起事和贵州黎平伍开卫兵变。经过该山时，邓子龙得知神坡山上神坡庵尼姑常以青钱柳泡茶饮用，并将青钱柳茶作为敬神贡品，且喝此茶者都健康长寿，便欲上山探个究竟。一天，邓子龙专门上神坡庵品茶，当他缓缓步入神坡庵内，还未来得及烧香磕头，尼姑就递上了一杯茶。邓子龙接过茶慢慢品味，突然举起茶杯高兴的说：“此乃神

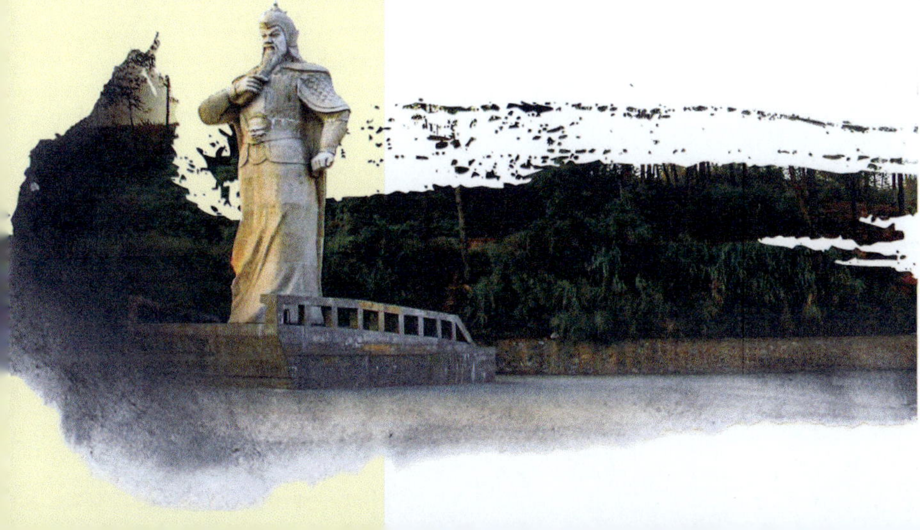

茶。”饮过茶后，他被该山深深地吸引住了，于是在后山有感而发，拔剑在一块巨石上刻下“东南第一山”五个大字，保存至今仍清晰庄重。

3 古国护宝

据《绥宁民族志》记载：绥宁苗民用青钱柳嫩叶泡茶已有多年的历史。明代李天保率苗民起义，反抗统治者“征讨”，在上堡建都。这里层林苍苍，周围青钱柳资源颇多，尤其是金銮殿前那棵高大挺拔的青钱柳，更引人注目，每到春夏苗民采其叶当茶饮用，并选其上等茶作为贡品上交古国。

义军喝了青钱柳茶个个精神饱满，身体棒棒，士气大振，屡战屡胜。自称武烈王的李天保高兴不已，一道圣旨将青钱柳封为“镇国神树”，青钱柳茶封为“国茶”，号召义军及苗民一律喝青钱柳茶，并下令重点保护此树，凡青钱柳不准损坏、砍伐。苗民常年喝青钱柳茶，病痛者减少，延年益寿者增多，认为这是山神的恩赐，故称青钱柳为“神树”，其茶为“神茶”。

人们在路边青钱柳古树周围垒几块石头为标志，以示灵验。全村寨人进寨路过灵树旁都要祭拜几下。每年的四季八节，寨人要去烧香献祭；生了小孩，人们常到神树下“寄名”，大概是认神树为“干爹”，从而让小孩能像青钱柳一样高大、顽强。

正是人们对青钱柳的崇拜，才使这一珍稀濒危植物得以幸存。那高大的青钱柳群落像一把把撑开的巨伞，日夜擎在溪河边，饱饮潺潺流水，枝叶繁茂，年年结果，可谓春夏满珠翠绿，入秋铜钱串串。恰如宋范成大《石湖集》三白莲堂诗云：“古木参天护碧池，青钱弱叶战涟漪”。

4 红军赞宝

中央红军曾有四支队伍先后路过绥宁，其中一支队伍从城步县丹口出发，翻越乌鸡山，进入绥宁县上堡、界溪、赤板一带。这里青山如黛，原始森林掩映，青钱柳资源十分丰富。

苗寨家家户户喝的是青钱柳叶煮的茶。红军每到一处，苗民都热

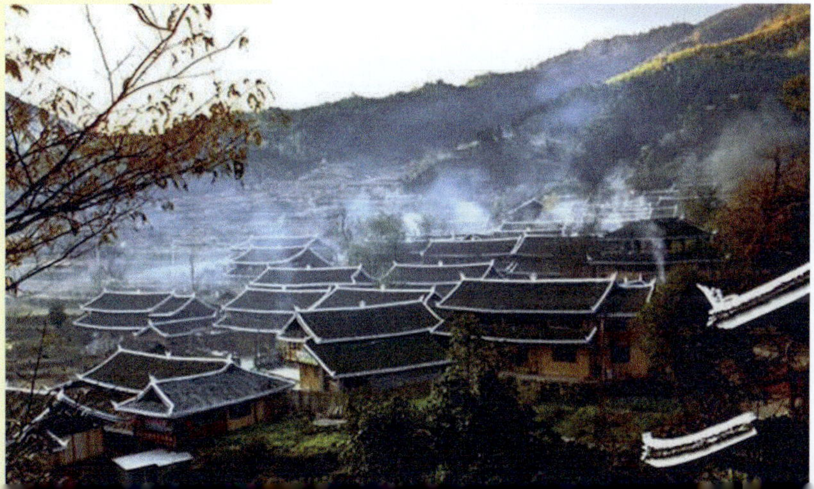

情地送上青钱柳茶给他们喝。上堡一位九十有六的老翁提一鼎罐茶给红军喝，红军见茶汤与它茶有别不敢喝，老翁告诉红军说：“这种茶安全、好喝，您们就放心喝吧！喝了对身体有好处，我喝了几十年的青钱柳茶，连感冒都很少发生。”红军将士听老翁这么一说，就你一碗我一碗地喝开了。有的说这茶气清香、味清甜清凉，口感好，真神；有的说喝了这茶感到很舒服，这里是宝地。为表谢意，红军临走时将一些生活物品馈赠给苗民。同时赠送一联赞誉青钱柳，上联是“一叶青钱柳吐露山水芬芳”，下联是“几朵青钱茶滋润身心健康”，横批是“深山珍宝”。

5 现代发现

1985 年，国家林业部门和中医药管理局对药用植物进行大普查时，在湖南、江西、安徽、福建、江苏、浙江、台湾、湖北、四川、贵州、广西、广东和云南东南部等环绕缓冲之地的次原始森林中，均发现有少量野生青钱柳树，树龄平均在 150 年以上，如湖南绥宁县、江西修水县、湖北神农架等。

那么，青钱柳的功效是如何被发现的呢？二十世纪八十年代，有科学家到湖南、江西等地搞农业资源调查，发现了不少长寿村，村里人都很健康，六七十岁的老人上山下地轻如猿猴，八九十岁的寿星随处可见。后经了解，科学家发现当地老百姓祖祖辈辈常喝一种用乔木树叶泡的茶，且这种习惯已延续多年，老百姓管这种茶叫“甜茶”或“神茶”。后来经鉴定该种植物就是青钱柳。

为揭开“神茶”神秘面纱，科学家们组织了医学、药学、林学等方面的专家，成立了课题组对其进行了研究。结果表明：它对于老年痴呆、降糖、降压、降脂、减肥有明显功效。

第二节

人类健康三棵树

植物作为食品或药品用来防治疾病的历史由来已久，人类利用药用植物的文字记载可追溯到5000多年前，自古就有“神农尝百草”之说。

随着人类的诞生，疾病就伴随而来，可以说人类的发展史就是一部与疾病斗争的历史。在与疾病作斗争的过程中，人类使用众多的植物作为药材以征服病魔。植物已成为人类最密切的朋友，它是大自然赐予人类的福音，人类在它的庇护下才能快乐无忧无虑地生活。

今天，随着经济的迅猛发展，人民生活水平不断提高，人们在尽情享受物质财富的同时，现代各种文明疾病也随之而至。

随着人类生活模式的改变，人类的疾病谱与死亡谱也发生了巨大的变化，对人类健康威胁最大的主要疾病已由传染病转向慢性非传染性疾病。如果说二十世纪人类与疾病作斗争，主要是以各种细菌、病毒以及各种病原微生物为对象，是以治疗为主的医学，那么，二十一世纪人类面临的则主要是各种慢性非传染性疾病，与疾病作斗争的方式也将转变为以预防为主的医学。

在人类与疾病作斗争的历史过程中，有三种植物为人类的健康作出了巨大的贡献，这三种植物分别是柳树、红豆杉和青钱柳。

1 人类健康第一棵树

——柳树

自古以来，中医就有以柳树皮入药的历史，且多用来治疗外感风寒。后来，西方学者从柳树皮中提取了阿司匹林的前体水杨酸，并进而合成出阿司匹林，由此产生了目前全球最常用的药物。现在，阿司匹林已经成为防治心脑血管疾病最广泛使用的药物。

心脑血管疾病是导致全人类死亡的首位病因，每年有超过一千万人死于心脑血管疾病；其中近 1/3 的病人死于中风，而绝大多数中风是由脑血栓所致。

三十多年来大量的研究结果表明：阿司匹林具有强大的预防心脏病和中风的效果。

研究发现，阿司匹林具有抑制血小板聚集的作用，对心肌梗死、动脉血栓、动脉粥样硬化等多种血管阻塞性疾病具有良好的预防效果。据流行病学调查资料表明：长期服用阿司匹林组与空白对照组相比，其心脑血管疾病的发病率降低50%以上。

阿司匹林最早发现的药理作用是解热镇痛，其通过发汗增加散热作用，从而达到降温目的；同时，它可以有效地控制由炎症、手术等引起的慢性疼痛，如头痛、牙痛、神经痛、肌肉痛等，且不会产生药物依赖性。阿司匹林的另一个重要

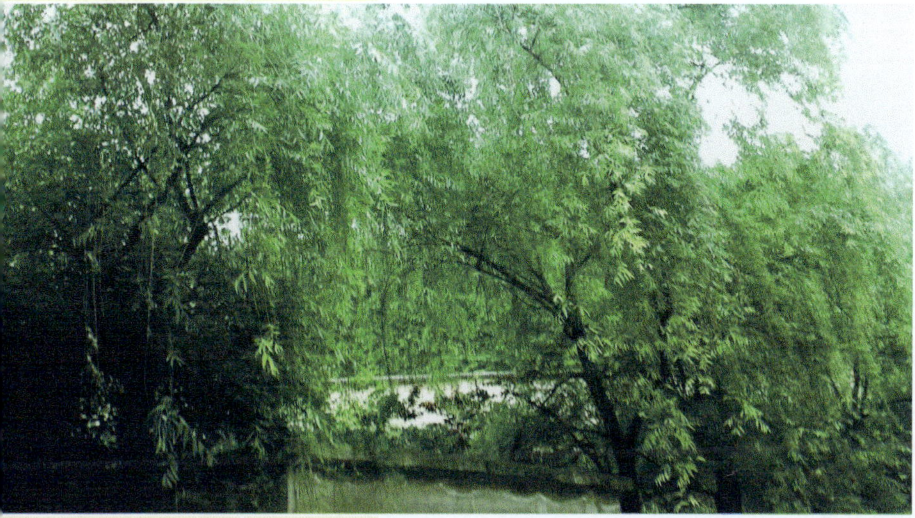

作用是抗炎，是目前应用广泛的非甾体抗炎镇痛药。

一百多年前当阿司匹林出现时就被誉为“奇妙的药物”，一直到现在依然用量巨大，目前全球市场每年使用阿司匹林达数十万吨以上。近年来，随着医学科学的发展，阿司匹林越来越多的新适应证被逐步发现。

有人评价说，在人类的整个医药史中，若要选出一种具有悠久历史，同时在未来仍具有无限潜力的药品，则一定非阿司匹林莫属。

柳树—阿司匹林—心脑血管疾病，作为帮助人类战胜第一大疾病的朋友，柳树当之无愧是人类健康的第一棵树。

2 人类健康第二棵树——红豆杉

进入二十世纪以来，各种恶性肿瘤严重威胁人类的身体健康，每年造成数百万人死亡。幸运的是，人们发现红豆杉中的紫杉醇具有独特的抗肿瘤作用。紫杉醇通过与微管蛋白相结合，阻止微管解聚，阻断了细胞的正常分裂，使细胞分裂停止，从而抑制癌细胞的生长，起到抗肿瘤作用。因此，它被认为是抗癌的新星，是继阿霉素和顺铂之后，目前世界上最好的抗癌药物之一，为人类攻克癌症带来了新的希望。

红豆杉又名紫杉，为红豆杉属常绿针叶植物，散生于林中，生长缓慢，再生能力差，繁殖困难；因为它结着樱桃大的奇特果实，类似红豆，故得此名。红豆杉是二三百万年前的第四纪冰川后遗留下来的世界珍稀濒危古老树种，在全世界自然分布极少，已列为国家一级重点保护野生植物，其木材细密，颜色红艳，坚韧耐用，为珍贵的用材树种。这些濒于绝灭的野生红豆杉，生长在中国的最多，占全世界的一半以上；在中国则以云南省为最多，占中国的一半以上。

紫杉醇在红豆杉中的含量非常低，在一棵红豆杉的各药用部位中，树皮里的含量最高，得率仅为万分之一二，即使将全世界的红豆杉全部砍伐，用于提取紫杉醇，也只能挽救十万余条生命。正因为如

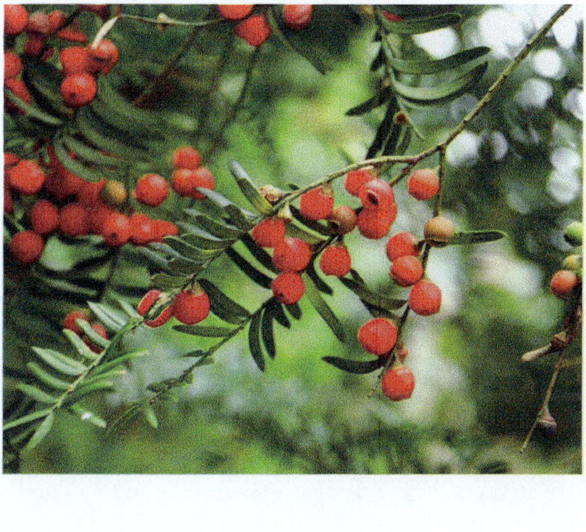

此，紫杉醇身价远远超过黄金。美国BMS公司因生产"紫杉醇"针剂，几年来销售额每年均达60亿美元。为了能获得更多的紫杉醇，科学家们正在进行半合成紫杉醇和利用"组织培养"生产紫杉醇。

由于紫杉醇对癌细胞的特殊作用机理而开创了新一代抗癌药，被誉为近三十年来发现的世界公认的抗癌新星，是继阿霉素和顺铂之后，目前世界上最好的抗癌药物之一；也是晚期癌症患者的最后一道防线，具有极高的药用价值。

由于红豆杉中含有高效抗癌活性物质紫杉醇，为人类战胜癌症提供了强大的医学武器，所以红豆杉被誉为人类健康的第二棵树。

3 人类健康第三棵树
——青钱柳

今天，人们在尽情地享受物质财富的同时，现代各种文明疾病也相随而致，心脑血管疾病、肿瘤和糖尿病已成为威胁人类健康的三大慢性疾病，其危害程度已超过感染性疾病的威胁。在人类与糖尿病作斗争时，大自然又再一次慷慨恩赐给我们青钱柳。

青钱柳，别名摇钱树、麻柳、青钱李、山麻柳、山化树，为我国特有的落叶乔木，属于二三百万年前第四纪冰川时期古老的孑遗树种，在全球范围内，青钱柳仅存在于中国。

近二十年来的大量研究表明，青钱柳叶对糖尿病有确切良好的治疗效果，能有效降低血糖、明显改善糖耐量，其降血糖的作用等于或优于传统的治疗糖尿病的经典药品——消渴丸与格列本脲。特别神奇的是青钱柳叶对遭受外来有害因子损害的胰岛细胞具有一定的恢复作用，并能保护胰岛细胞免受外来有害因子的损害；换言之，青钱柳叶与其他治疗糖尿病的药品不同的独到之处在于：既能治疗糖尿病，又有预防功效。同时，青钱柳叶还

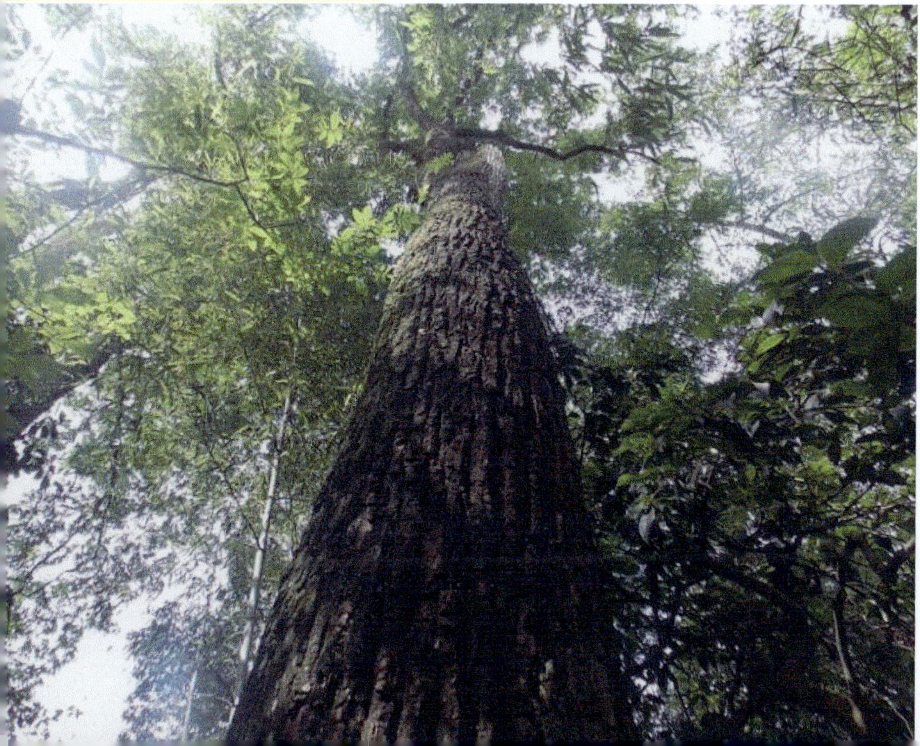

有明显的降血脂功效，能降低胆固醇和甘油三酯；并且能够增强机体的免疫能力。

上海市第一人民医院内分泌科、中国中医研究院北京西苑医院糖尿病科、华西医科大学附属第一医院内分泌科等权威医院对青钱柳叶茶的降血糖作用进行了临床验证。验证结果均表明，糖尿病患者在服用青钱柳叶茶一个疗程后，临床症状消失或减轻，空腹血糖明显下降，病人的血浆胰岛素浓度有升高的迹象。详细内容请参阅《神奇的青钱柳与糖尿病》一书。

正是因为青钱柳在治疗人类的各种慢性疾病，尤其是糖尿病方面的神奇疗效，青钱柳被誉为植物界的大熊猫，人类健康第三棵树。

2007 年，青钱柳叶茶成为人民大会堂指定用茶。2013 年，青钱柳叶被国家卫计委批准为新资源食品原料。

关于批准裸藻等 8 种新食品原料的公告（2013 年 第 10 号）

中华人民共和国国家卫生和计划生育委员会　2013-11-26

2013 年　第 10 号

根据《中华人民共和国食品安全法》和《新食品原料安全性审查管理办法》有关规定，现批准裸藻、1,6- 二磷酸果糖三钠盐、丹凤牡丹花、狭基线纹香茶菜、长柄扁桃油、光皮梾木果油、青钱柳叶、低聚甘露糖为新食品原料。生产经营上述食品应当符合有关法律、法规、标准规定。

特此公告。

附件：裸藻等 8 种新食品原料 .doc

国家卫生计生委

2013 年 10 月 30 日

第二章

青钱柳的研究概况

青钱柳中含有多种化学成分。目前，对青钱柳化学成分的研究主要集中在青钱柳的黄酮类化合物、多糖、三萜、酚酸、无机元素和氨基酸等方面。

青钱柳主要有降血糖、降血压、降血脂、增强机体免疫力、抗氧化防衰老、抗疲劳、抗肿瘤、抗菌消炎、抑制神经衰弱以及抗顽癣等药理学作用。

青钱柳临床主要用来降血糖、降血脂、降血压，以及其他各种慢性炎症等疾病的防治。

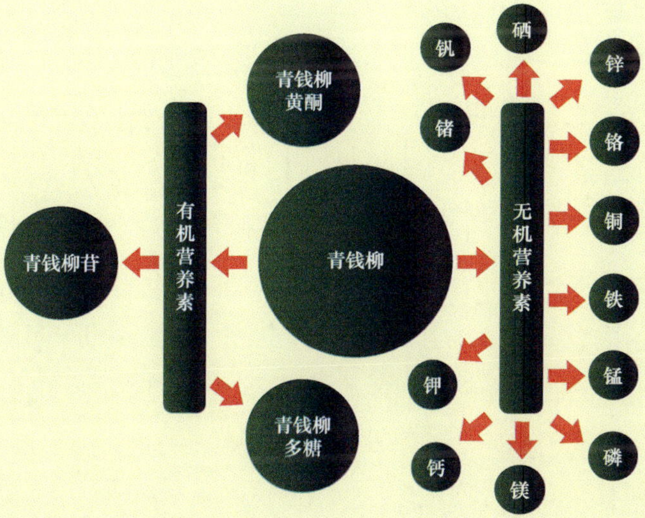

第一节

青钱柳的化学成分研究概况

青钱柳是我国独有的濒危保护植物，含有多种活性物质。

1 青钱柳资源分布

青钱柳为落叶乔木，树干通直，常处林冠上层，自然整枝良好，高10～30m，胸径一般在30cm左右，个别植株的胸径可达100cm。青钱柳树大喜光，幼苗稍耐阴，喜生于温暖、湿润、肥沃、排水良好的酸性红土壤、黄红土壤之上。适宜生于湿度较大的环境中，在土壤干旱瘠薄的地方生长不良。其根系发达，并且是良好的肥料树种，每年有大量的凋谢物，分解速率高，与常绿针叶树种混合造林后，可改善土壤结构，提高土壤肥力，并能充分发挥涵养水源的功能。青钱柳产于长江以南，分布范围很广，南至华南，东达台湾，西至西南，多生于海拔420～1100m（东部）～2500m（西部）的山区、溪谷、林缘、林内或石灰岩山地，主要分布在安徽、江西、江苏、浙江、台湾、湖北、湖南、四川、贵州、广西、广东和云南

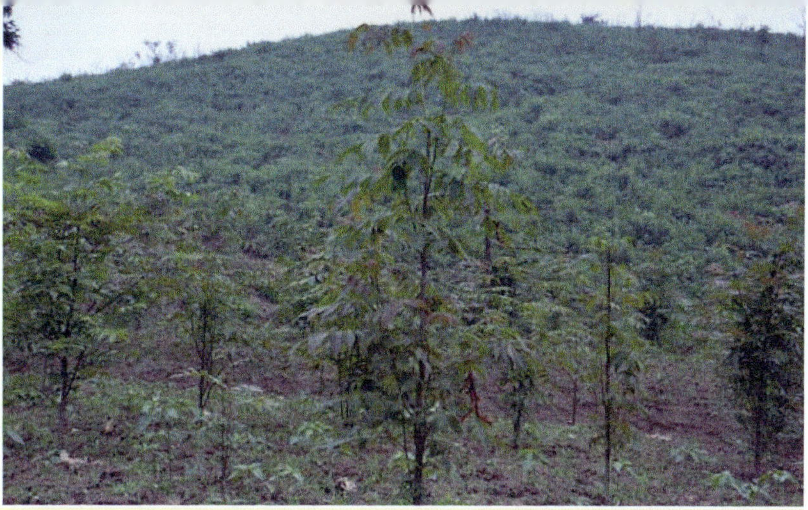

东南部。青钱柳是我国重点保护的濒危植物之一，具有很高的开发应用价值。但是，现有的青钱柳资源主要是天然林，不仅数量少，而且多零星分布于深山老林和一些自然保护区中。因此，探索与解决人工资源的培育问题，十分迫切和重要。青钱柳的繁殖技术包括有性繁殖和无性繁殖。

2 青钱柳化学成分研究

青钱柳中含有多种化学成分。目前，对青钱柳化学成分的研究主要集中在青钱柳的黄酮类化合物、多糖、三萜、酚酸、无机元素和氨基酸等方面。

2.1 黄酮类

黄酮类成分在人类饮食结构中占有重要的地位，其摄入量与癌症及心脑血管等疾病的发生有着密切的关系。黄酮类化合物具有保肝、扩冠、抗炎、降低血管脆性、解除痉挛、增强心脏收缩等作用，并在一定程度上能够抗菌和抑制肿瘤细胞。文献报道从青钱柳叶中分离得到山柰酚、槲皮素、异槲皮苷、山柰酚-7-*O*-鼠李糖苷，山柰酚-4′-甲醚-7-*O*-甘露糖苷、槲皮素-3-*O*-α-L-鼠李糖苷等黄酮类化合物，并用高效反相液相色谱法对黄酮单体含量进行测定，测得青钱柳甲醇提取物中异槲皮苷 0.543%、槲皮素 0.0615%、山柰酚 0.0387%；水提取物中异槲皮苷 0.464%、槲皮素 0.06%、山柰酚 0.0337%，同茶叶中的黄酮苷化合物含量相比较，发现青钱柳含量高于茶叶。此外，朱贲峰等采用薄层色谱法和紫外分光光度法测定了江西修水与福建永春两地青钱柳的总黄酮含量，得出两地总黄酮含量相近，分别为 6.53mg/g 和 6.38mg/g。谢建华等研究发现，在溶剂回流提取青钱柳总黄酮最佳工艺条件下（60% 乙醇、提取时间 2h、料液比 1∶20、温度为 90℃），采用三氯化铝显色法测得总黄酮含量为 22.04mg/g。

2.2 多糖

中药多糖类成分具有非细胞毒作用和良好的降血

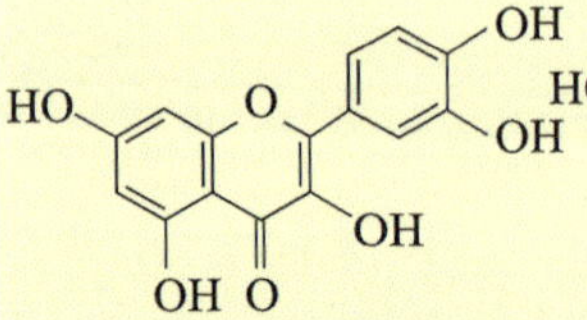

槲皮素

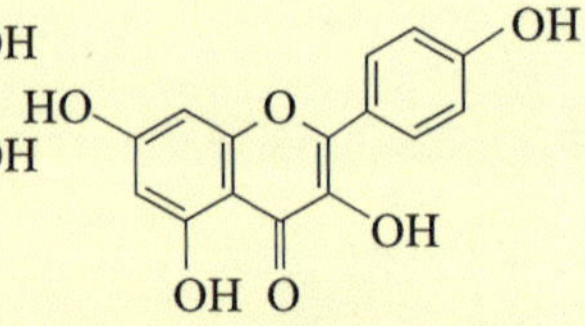

山柰酚

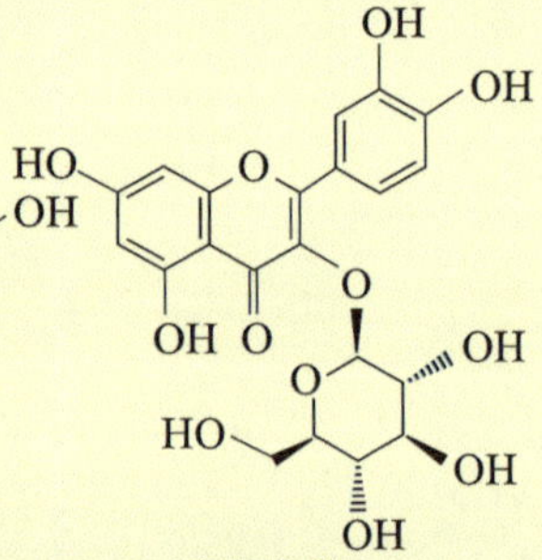

异槲皮苷

糖效果，正日益受到人们的重视。青钱柳多糖类化学成分最近成为研究热点。李磊等采用超声波萃取，从青钱柳中提取出一种多糖复合物，该多糖复合物经动物实验证明为降血糖的有效成分。谢建华等采用蒽酮-硫酸法，用精制青钱柳多糖，通过青钱柳多糖对葡萄糖的换算因子，测得江西修水青钱柳中多糖含量为4.39%，并对青钱柳多糖提取工艺进行了优化。对于多糖的测定方法，目前没有统一的标准，由于原料差异及测定方法的不同，导致结果相差很大。

2.3 三萜类

文献报道从青钱柳中分离得到的三萜包括青钱柳苷A（cyclocarioside A）、青钱柳苷Ⅰ（cyclocarioside Ⅰ）、青钱柳苷Ⅱ（cyclocarioside Ⅱ）、青钱柳苷Ⅲ（cyclocarioside Ⅲ）。这些化合物均为达玛烷型三萜皂苷，都是首次从自然界得到，为胡桃科独有。其中青钱柳苷Ⅰ具有甜味，它是世界上发现的具有甜味的天然化合物之一，具有很重要的研究价值。青钱柳苷Ⅰ的发现为天然甜味化合物家族增添了新的一员。青钱柳的主要甜味成分为非热值型的三萜皂苷，犹如甘草中的甘草甜素和甜叶菊中的甜菊苷一样。因此，开发青钱柳中的青钱柳苷类天然甜味剂，更好地充分利用我国青钱柳这一特有资源，是研究开发的重点。青钱柳苷Ⅱ和青钱柳苷Ⅲ中的C3、C4碳链断裂与一般的达玛烷型四环三萜不同，而是形成半达玛烷型四环三萜。钟瑞建等从青钱柳叶中分离出了 4 个五环三萜成分，分别为：2α-羟基熊果酸、青钱柳酸 A（cyclocaric acid A）、青钱柳酸 B（cyclocaric acid B）和 arjunolic acid。其中，arjunolic acid、青钱柳酸 A、青钱柳酸 B 均为齐墩果烷型五环三萜类化合物，2α-羟基熊果酸为乌苏烷型五环三萜类化合物。舒任庚等从青钱柳的低极性部位分离得到齐墩果酸、乌苏酸和 epikatonic acid 三个三萜类成分。此外，江志勇等从青钱柳叶中分离得到青钱柳苷 B（cyclocarioside B）和青钱柳苷 C（cyclocarioside C）。

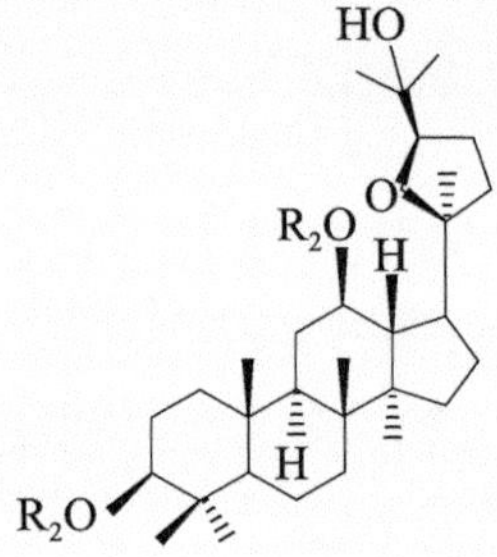

	R_1	R_2
青钱柳苷 A	L-arabinofuranose-5′-acelace	L-rhamnopyranose
青钱柳苷 Ⅰ	L-arabinofuranose	D-quinovopyranose

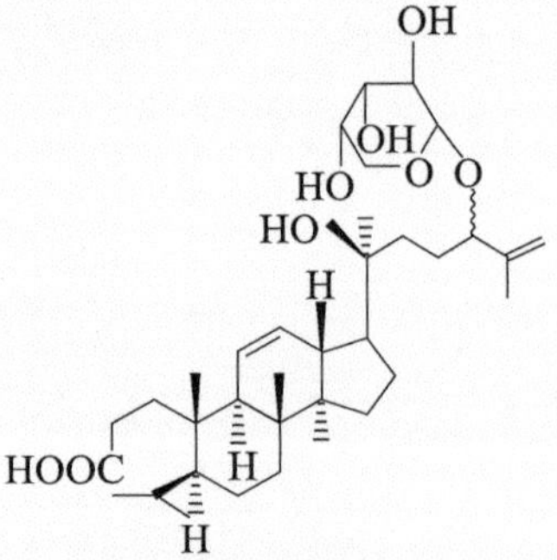

青钱柳苷 Ⅱ

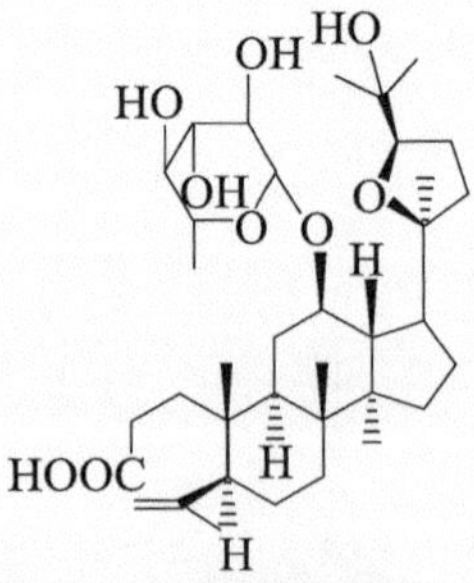

青钱柳苷Ⅲ

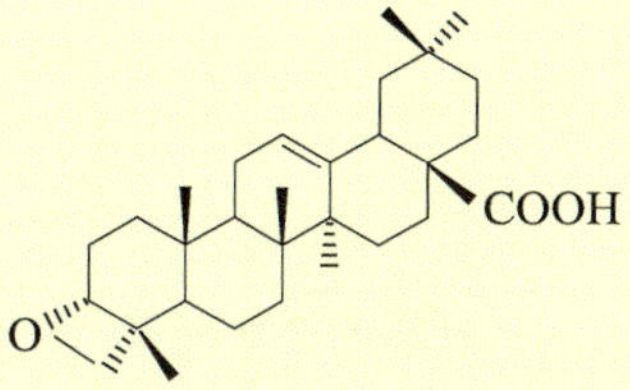

青钱柳酸A

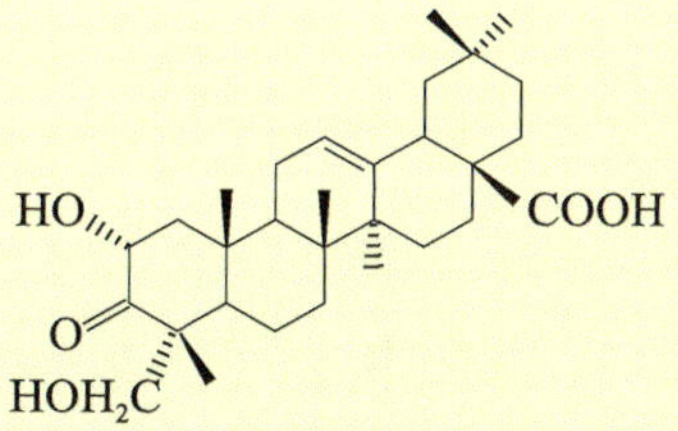

青钱柳酸B

2.4 酚酸类

从青钱柳的嫩叶提取物中分离得到酚类化合物，分别为原儿茶酸、香草酸、反式对羟基桂皮酸、岩白菜内酯、没食子酸、儿茶素和苯甲酸等。

2.5 无机元素

对青钱柳叶中无机元素进行系统研究，发现青钱柳中不仅含有人体必需的钾、钙、镁、磷等常量元素，还含有对人体保健有重要作用的微量元素锰、铁、铜、铬、锌、硒、钒、锗等。其中钾、钙、镁含量高于3000μg/g，锰、铁的含量在100～1000μg/g之间，锌、铜、钠、镍的含量为10～100μg/g，尤其是锌的含量（67.8μg/g）比较高。铬、硒、钒的含量分别为4.80μg/g、0.68μg/g和5.66μg/g。与糖代谢和胰岛素作用密切相关的元素镍、铬、钒、硒的含量较高，其中铬、镍、钒的含量大约为茶叶的10倍，而硒的含量还略高于紫阳富硒茶中硒的平均含量（0.6μg/g）。在青钱柳的降血糖、降血压和降血脂等功能方面，上述元素可能起到了重要作用。

2.6 其他成分

青钱柳中还含有维生素A、维生素E、蒽醌、内酯、胡萝卜素及胡萝卜苷、β-谷甾醇、咖啡因、棕榈酸、硬脂酸、山俞酸、肌醇等化合物。

第二节

青钱柳的药理学研究概况

有众多学者对青钱柳叶的生物活性进行了研究，主要有下列药理学作用。

1 降血糖作用

糖尿病高血糖的顽固性和并发症的严重性，是糖

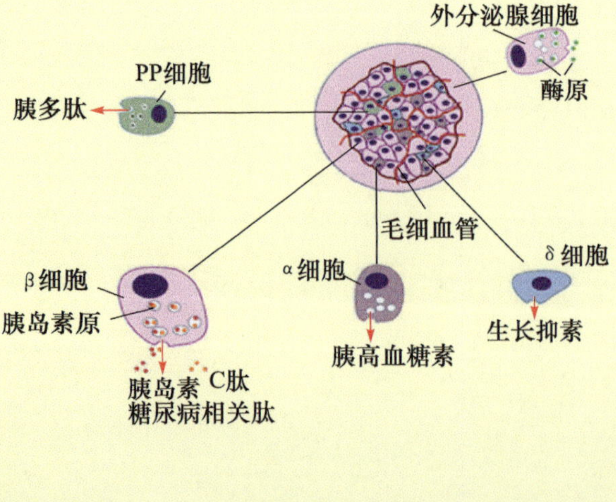

尿病预防和治疗的重点。寻找有效的降糖药和治疗糖尿病并发症的药物，成为糖尿病治疗的关键。由于青钱柳具有明显的降血糖作用，近年备受降糖药物研究者的重视。易醒等选用昆明种小鼠静脉注射四氧嘧啶，选择性破坏胰岛β细胞建造小鼠实验性糖尿病模型，用青钱柳提取物给该小鼠灌胃，测其空腹血糖，观察血糖及体重变化，发现青钱柳特别是其利用70%乙醇提取出的物质具有显著降血糖作用。李磊等通过四氧嘧啶小鼠模型验证了青钱柳多糖能增强糖尿病小鼠对葡萄糖的耐受力，灌胃青钱柳多糖四周后，小鼠血糖值比糖尿病模型组降低了41.3%，具有显著的降血糖作用。

2 降血压作用

黄敬耀等研究了青钱柳嫩叶的水提物和醇提物对家兔的降血压作用，结果显示青钱柳嫩叶的水提物和醇提物对家兔血压有显著的降低作用，同时使呼吸加快加深，能明显促进小鼠胃肠道蠕动和显著延长小鼠常压缺氧的存活时间，水提物的药理作用更为显著。

3 降血脂作用

易醒等通过喂食高脂饲料建立大鼠实验性高胆

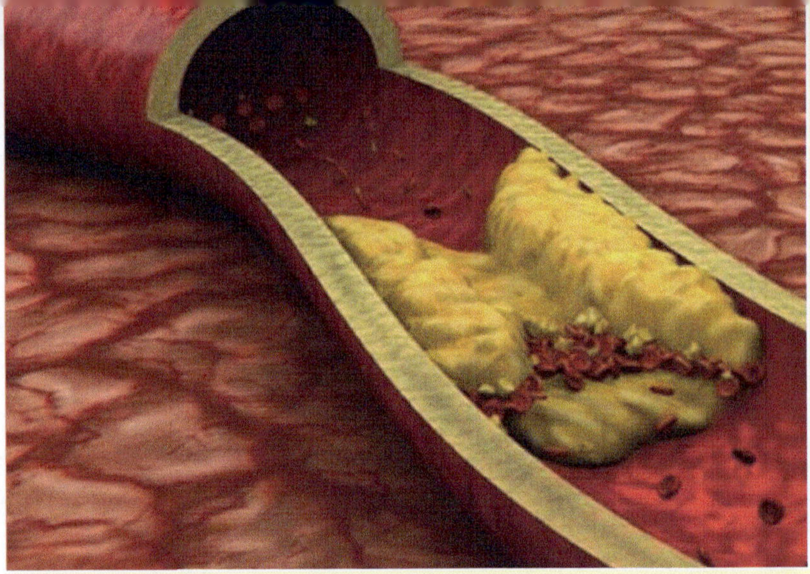

固醇血症模型，观察青钱柳对动物血清胆固醇的调节作用和对体重及肝重 / 体重比值变化的影响。结果表明，青钱柳可抑制大鼠血清总胆固醇的升高，使肝重 / 体重比值升高。Kudham 等进一步研究发现青钱柳提取物通过抑制胰脂肪酶活性能有效控制脂肪的吸收，从而证明青钱柳能降低血脂水平，促进脂肪代谢。叶振南研究青钱柳多糖对高脂血症大鼠脂类代谢及抗脂质过氧化作用的影响。结果表明，与高脂模型组相比青钱柳多糖低、中、高剂量组可显著降低高脂血症大鼠的血清总胆固醇（TC）、甘油三酯（TG）、低密度脂蛋白胆固醇（LDLC）、丙二醛（MDA）含量（$p<0.01$），其最大降幅分别为 29.17%、50.00%、57.25% 和 25.72%；低、中、高剂量多糖均可显著提高血清 HDLC 含量和血清超氧化物歧化酶（T-SOD）、谷胱甘肽过氧化物酶（GSH-Px）、总抗氧化能力（T-AOC）活性（$p<0.01$），其最大增幅分别

为 72.22%、16.27%、16.38% 和 59.43%。结果显示，青钱柳多糖对实验性高脂血症模型大鼠具有降血脂、抗脂质过氧化作用，以高剂量（800mg/kg）效果为最佳。

4 增强机体免疫功能作用

北京某医药开发研究所将以青钱柳配制的茶煮沸浓缩，取低剂量对小鼠体液免疫和细胞免疫功能进行试验。结果表明浓缩液能增加抗体基数，具有增强动物体液免疫功能的作用。同时，还有促进单核巨噬细胞的功能、增强细胞免疫的作用，而且对人体无毒副作用。黄贝贝等以青钱柳 1000mg/kg、500mg/kg、250mg/kg 经口给小鼠，以计数法测定腹腔巨噬细胞的吞噬百分率；用 3H-TdR 掺入法测定 ConA 诱导脾 T 淋巴细胞的增殖反应。结果表明，青钱柳对小鼠免疫功能有增强作用。

5 抗氧化防衰老作用

江西省农牧厅、江西省蚕桑茶叶研究所在开展农业资源调查时，发现在江西某山区生活的农民中，有很多长寿老人。他们的饮食有一个共同规律：经常饮用青钱柳，该植物被认为具有清热解暑、防病治病和延年益寿等功效。董彩军等用化学发光法测定了青钱柳提取物对超氧阴离子自由基（O_2^-）和羟基自由基（·OH）的清除能力，并用烘箱储藏法测定其对油脂的抗氧化活性。研究表明，青钱柳的醇提物具有较强的清除自由基和抗油脂氧化活性。青钱柳的抗氧化性比较高，具有天然抗氧化剂的应用价值。这可能与其含有黄酮类化合物有关，黄酮类化合物具有多酚结构，能够提供活泼的质子，与自由基结合成较稳定的产物，因而有较强的抗氧化作用。

此外，青钱柳的抗氧化防衰老作用还可能与青钱柳中所含的微量元素有关，如有机锗具有抗脂质氧化作用；硒是人体血红细胞中谷胱甘肽过氧化酶的重要成分，具有抗氧化、保护细胞膜和心血管的作用；同时，硒和维生素 E 结合是一种重要的体内自由基清除剂。

葛霞研究青钱柳多糖的抗氧化活性，结果表明青钱柳多糖对羟基自由基、DPPH（1,1-二苯基-2-三硝基苯肼）自由基清除效果显著，并且清除 DPPH 的效果优于羟基自由基；体内实验显示：青钱柳多糖能显著提高肝脏 SOD 和 GSH-Px 的活性，降低肝脏 MDA 及游离脂肪酸（NEFA）的含量。

6 抗疲劳作用

陈家群通过建立动物一次性力竭运动模型，探讨了青钱柳对训练小鼠抗疲劳能力的影响。研究发现青钱柳具有较强的抗疲劳作用，可以有效抑制运动过程中小鼠血红蛋白（Hb）含量的下降，提高有氧代谢能力，延缓运动性疲劳的产生，延长小鼠至力竭的运动时间，明显提高小鼠负重游泳能力。

7 抗肿瘤作用

青钱柳中的很多成分都有抑止癌细胞的作用：如三萜、多糖、甾体、黄酮等。刘听等采用噻唑蓝（MTT）法，研究了青钱柳多糖对人宫颈癌 HeLa 细胞和人脐带内皮细胞（HUVEC）生长的影响。结果表明青钱柳多糖 PCPⅠ、PCPⅡ在 50μg/mL、100μg/mL、200μg/mL 和 400μg/mL 浓度条件下，可极显著抑制 HeLa 细胞生长（$p<0.01$）。PCPⅠ、PCPⅡ对 HUVEC 细胞生长有一定影响，但增殖抑制率不高；在 PCP 抑癌作用最高的浓度处（200μg/mL），PCP 对 HUVEC 细胞的生长没有影响，其抑制机制可能是通过影响人宫颈癌细胞的生长周期和诱导其凋亡而实现。

韩澄等采用噻唑蓝（MTT）法研究青钱柳多糖对人胃癌 MGC803 细胞生长的影响，结果表明多糖在 50μg/mL、100μg/mL、200μg/mL、400μg/mL 浓度条件下，均可极显著地抑制人胃癌 MGC803 细胞生长（$p<0.01$），抑制率可达 65.07%，细胞凋亡率可达 25.44%。说明青钱柳多糖具有抑制人胃癌 MGC803 细胞生长的生物活性。

8 抑菌作用

黄贝贝等应用管碟法和试管稀释法，考察了青钱柳提取物的抑菌效果，研究发现其对金黄色葡萄球菌、乙型溶血性链球菌等革兰氏阳性菌具有较强的抗菌作用；而对大肠埃希氏菌、铜绿假单孢菌等革兰氏阴性菌，黄曲霉、烟曲霉等霉菌作用不明显。

9 抑制神经衰弱

青钱柳对于体弱、神经衰弱、更年期综合征病人临床症状有很大改善，如饮食增加、体重增加、病情好转、睡眠转佳等方面。

10 其他作用

《中国中药资源志要》记载青钱柳树皮、叶片具有清热消肿、止痛等功能，可用于治疗顽癣。韦京辰等研究表明青钱柳提取物体外具有较强的抗乙肝病毒作用。

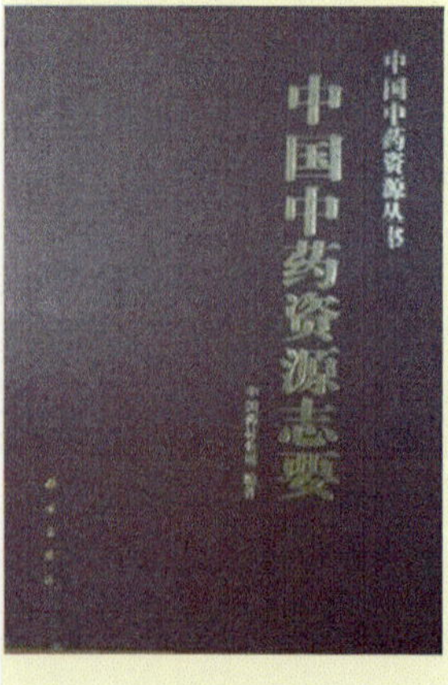

第三节

青钱柳的临床应用概况

1 青钱柳临床主要用来降血糖、降血脂、降血压等

1986～1992年间，北京、上海、江西的九大医院对青钱柳茶的疗效进行临床验证。共观察1150例病人：其中男性578例，女性572例，年龄最大的78岁，最小的27岁；糖尿病患者620例，高血压患者376例，冠心病患者124例，体弱、神经衰弱、更年期综合征患者30例。按不同种类病例选择以青钱柳为主要原料配制的降压、降糖、保健3种不同型号的茶，采用单独饮用或结合临床药物治疗。治疗结果显示：对糖尿病患者，症状改善率为69%，降低尿糖有效率为75%，降低血糖有效率达90%；对于高血压患者，症状改善率为81%，降低血压有效率为90%，降低血脂、胆固醇有效率为65%；对于冠心病患者症状改善率为75%，从心电图看改善有效率为78%；对体弱、神经衰弱、更年期综合征患者，免疫功能得到提高，临床症状得到改善。

谌梦奇等将90例高血脂病人按2∶1随机分为观

察组60例和对照组30例，每日冲饮青钱柳茶2袋（10g/袋），连续1个月，观察了青钱柳茶对高脂血症的调节作用。发现治前TG异常的60例，治后32例复常，18例改善，总有效率达83.3%；观察组60例中16例HDL异常，治后12例复常，22例改善，总有效率为56.7%。研究表明：青钱柳茶有较好的降低高血清TG、TCH浓度及纠正异常低HDL浓度的作用，从而对血脂呈双向性调节作用，长期饮用无毒无害，安全有益。

谌梦奇等通过临床研究进一步验证了青钱柳的降血糖作用：与降

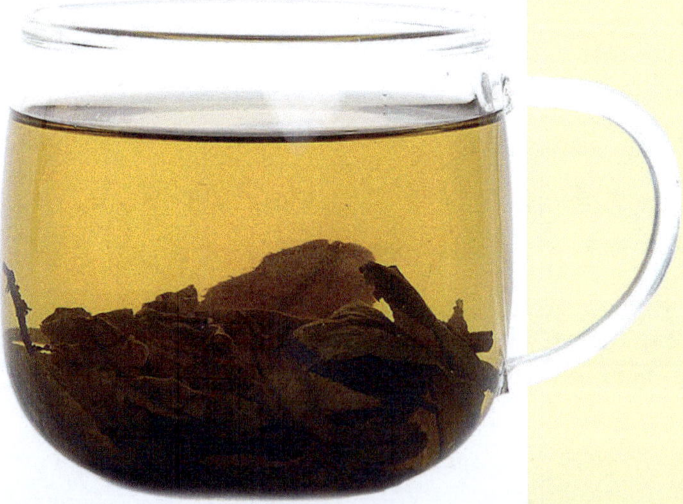

糖药物有协同作用，对消除糖尿病症状、防治并发症和降糖药毒副作用有较好效果，是一种治疗Ⅱ型糖尿病可供选择的辅助疗法，对糖耐量下降和轻Ⅱ型糖尿病可配合饮食控制单独使用。

2 青钱柳产品开发情况

目前有青钱柳叶的相关产品上市销售，如浙江某公司生产的青钱柳叶普洱黑茶，该产品主要由青钱柳叶、黑茶、普洱茶、罗汉果、金银花等组成，具有很好的降血糖、降血脂效果。同时，该产品对于各种慢性炎症也具有非常好的防治作用，是一款非常好的养生保健产品。

此外，江西、北京、福建等地的公司也有一些产品上市。

第三章

青钱柳与疾病

青钱柳被誉为植物界的大熊猫，人类健康第三棵树，其对人类的贡献主要在于对糖尿病及心脑血管疾病的防治。

实验研究结果表明，青钱柳多糖具有明显的降血糖作用，其作用机理可能是通过恢复病变胰岛细胞的结构和功能或增加外围组织的胰岛素受体所致。青钱柳黄酮对 α-葡萄糖苷酶具有抑制作用，对糖尿病小鼠具有降血糖作用。

青钱柳多糖对脂肪酶活性有一定抑制作用，能够显著降低高脂血症动物的胆固醇和甘油三酯的值，降低血脂；青钱柳中所含的三萜类化合物能通过抑制胰脂肪酶活性而有效控制脂肪的吸收，从而降低血脂水平，促进脂肪代谢；另外，青钱柳中含有多种微量元素，如硒等能有效地改善脂质代谢。因此，青钱柳具有降血脂的作用，能有效防治一些疾病，如动脉硬化、脑中风、心肌梗死等。

第一节

青钱柳与糖尿病

1 什么是糖尿病

糖尿病（diabete mellitus，DM）是一组以慢性血葡萄糖（简称血糖）水平增高为特征的代谢性疾病，由胰岛素分泌和（或）作用缺陷引起。糖尿病患者以高血糖为主要表现，常出现多食、多饮、多尿和体重减轻等“三多一少”临床症状。长期慢性高血糖诱发机体代谢紊乱，继而引起眼、肾、神经、血管等组织器官的一系列并发症；病情严重或应激时可发生急性严重代谢紊乱，如糖尿病酮症酸中毒、高血糖高渗状态等，对人类健康、寿命和生活质量已构成严重威胁。本病患者生活质量低，存活时间短，病死率增高，应积极防治。

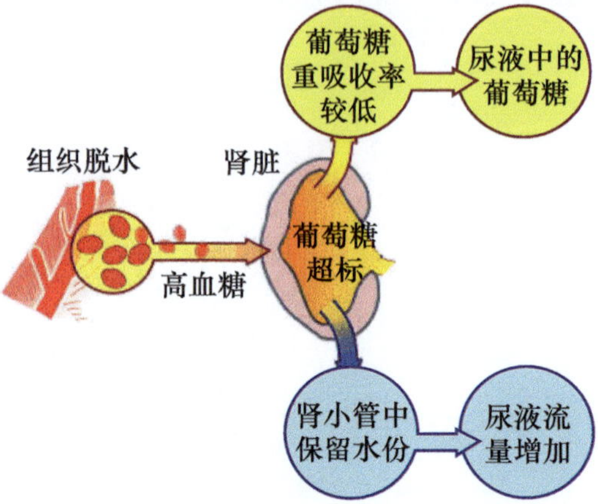

糖尿病示意图

DM是由复合病因引起的综合征，包括遗传及环境等因素在内的多种因素共同作用的结果。虽然DM的发病机制尚未完全阐明，但目前研究表明氧化损伤是影响糖尿病发生发展的一个很重要的因素。在自然病程中，糖尿病的胰岛β细胞分泌胰岛素的功能表现出进行性衰竭的趋势，自由基反应和氧化应激损伤可能是加重胰岛β细胞衰竭的一个重要作用机制。近年来，许多研究发现糖尿病及其并发症的发生与机体的氧化应激水平有关。我国传统医学对DM已有认识，属"消渴症"的范畴。

DM是常见病、多发病，随着人们生活水平的提高、人口老龄化、生活方式改变而迅速增加，其患病率呈逐年增长的流行趋势。DM已经成为继心脑血管系统疾病和肿瘤之后，严重威胁人类生命健康的第三大非传染性疾病，给社会及经济造成了巨大的损失，是严重威胁人类健康的世界性公共卫生问题。据世界卫生组织（WHO）估计，全球目前有超过1.5亿糖尿病患者。我国糖尿病患病率近年来增长速度更快，实际患病人数已达4000万人以上，成为仅次于印度的世界第二大糖尿病国，预计2025年将达5930万人。

2 糖尿病诊断

糖尿病是由遗传因素、免疫功能紊乱、微生物感染及其毒素、自由基毒素、精神因素等各种致病因子作用于机体，导致胰岛功能减退、胰岛素抵抗等而引发的糖、蛋白质、脂肪、水和电解质等一系列代谢紊乱综合征。临床上以高血糖为主要特点，典型病例可出现多尿、多饮、多食、消瘦等表现，即“三多一少”症状，糖尿病（血糖）一旦控制不好会引发并发症，导致肾、眼、足等部位的衰竭病变，且无法治愈。糖尿病分为Ⅰ型糖尿病、Ⅱ型糖尿病、妊娠糖尿病及其他特殊类型的糖尿病。

2.1 主要诊断标准

美国糖尿病协会（ADA）制定了《糖尿病诊疗标准》——糖尿病领域最具权威性的临床指南之一。该标准基本涵盖了糖尿病防治领域中的各个方面，而其2010版中对糖尿病的诊断标准主要修改如下（表1）：

表1　糖尿病的诊断标准

诊断标准	静脉血浆葡萄糖水平（mmol/L）
1. 典型糖尿病症状（多饮、多尿、多食、体重下降）加上随机血糖检测	≥11.1
2. 空腹血糖检测	≥7.0
3. 葡萄糖负荷后2h血糖检测 无糖尿病症状者，需改日重复检查	≥11.1

注：空腹状态指至少8h没有进食热量；随机血糖指不考虑上次用餐时间，一天中任意时间的血糖，不能用来诊断空腹血糖受损或糖耐量异常

2.1.1 空腹血糖（FPG）测定

空腹血糖（FPG）是指在隔夜空腹（至少8～10h未进任何食物，饮水除外）后，早餐前采的血，或是至少8h未摄入热量，所检定的血糖值，为糖尿病最常用的检测指标，反应胰岛β细胞功能，一般代表基础胰岛素的分泌功能。

血糖定量检查是糖尿病诊断及疗效判断的常规检测项目。测空腹血糖最好在清晨6：00～8：00取血，采血前不用降糖药、不吃早餐、不运动。如果空腹抽

血的时间太晚，所测的血糖值很难真实反映患者的治疗效果，其结果可能偏高或偏低。测定血糖的方法主要有：氧化还原法、缩合法、酶法等。

【参考范围】

正常人的空腹血糖值为 3.89～6.1mmol/L。

如大于 6.1mmol/L 而小于 7.0mmol/L 为空腹血糖受损；如两次空腹血糖大于等于 7.0mmol/L 考虑糖尿病；无高血糖症状，应在不同的时间内重复检测进行确认。

2.1.2 口服葡萄糖耐量试验（OGTY）

口服葡萄糖耐量试验是检查人体血糖调节功能的一种方法。正常人服用一定量的葡萄糖后，血糖浓度暂时性升高（一般不超过 8.9mmol/L），但在 2h 内血糖浓度又可恢复至正常空腹水平。在服用一定量的葡萄糖后，间隔一定时间测定血糖和尿糖，观察血液葡萄糖水平及有无尿糖出现，称为耐糖试验。

检查方法：首先取空腹血糖；然后在 5min 之内饮入 300mL 含 75g 葡萄糖的糖水（对于儿童折中按每千克体重给 1.75g 葡萄糖，计算口服葡萄糖用量，直至达到 75g 葡萄糖时止），喝糖水后 30min、1h、2h 分别静脉取血一次，并留取尿液做尿糖定性试验。整个试验中不可吸烟、喝咖啡、喝茶或进食，应安静地坐在椅子上。试验应按照世界卫生组织（WHO）的标准进行，用 75g 无水葡萄糖溶于水中作为糖负荷。

【参考范围】

空腹血糖：3.9～6.1mmol/L；餐后 2h 血糖：小于 7.8mmol/L。

口服葡萄糖耐量试验（OGTT）在糖尿病的诊断上并非必需，不推荐临床常规应用。ADA 和 WHO 建议妇女在妊娠期要进行 OGIT 检查，作为妊娠期糖尿病（GDM）的诊断依据。

如无高血糖症状，应在不同的时间内重复进行确认。

2.1.3 糖化血红蛋白（HbAlc）测定

HbAlc 作为糖尿病的诊断标准是本次修订的重要变化，这一举措使糖尿病的诊断标准在原来 3 个的基础上增加到 4 个。

HbAlc 被正式推荐作为非妊娠糖尿病的首选诊断指标，并以大于 6.5% 作为诊断糖尿病的依据，《糖尿病诊疗标准》强调要采用美国国家 HbAlc 标准化方案（the National Glycohemoglobin Standardization Program, NGSP）认可的检测方法，并采用糖尿病控制与并发症试验（DCCT）参照的检测方法进行标准化。流行病学资料显示，HbAlc 是监测患者 2～3 个月内控制血糖的情况，与血糖的短期波动无关，与糖尿病并发症间的相关性和血糖与糖尿病并发症之间的相关性一致。

HbAlc 诊断糖尿病的主要优势体现在：①无需空腹取血，检测更方便；②比血糖检测稳定性更好；③在疾病和应激期间的日间变异率更小。HbAlc 的局限性体现在：①费用较血糖检测贵；②在发展中国家的部分地区尚无法普及；③部分个体中 HbAlc 与平均血糖的相关性较差；④血红蛋白异常患者不宜用 HbAlc 作为糖尿病的诊断依据，除非采用不受血红蛋白亚型影响的试剂；⑤伴有红细胞转化异常的疾病如妊娠、溶血性贫血、缺铁性贫血的患者不宜用 HbAlc 作为糖尿病的诊断依据。

诊断要点如下：①当 HbAlc 大于 6.5% 时可诊断为糖尿病，需重复 1 次检测以证实诊断，症状典型的个体其血糖水平大于等于 11.1mmol/L 时无需进行确认试验；②对于无典型症状及随机血糖大于等于 11.1mmol/L 的儿童，怀疑糖尿病时应进行 HbAlc 检测；③如无法行 HbAlc 检测，仍可沿用此前的血糖诊断方法。

【参考范围】

糖化血红蛋白（HbA1c）：4.0%～6.3%。

2.1.4 随机血糖测定

有高血糖症状或高血糖危象者进行随机血糖测定。

【参考范围】

随机血糖大于等于 11.1mmol/L。

在无明确高血糖时，应通过重复检测来判断是否符合糖尿病诊断标准。如果随机血糖大于等于 11.1mmol/L 可确诊为糖尿病。

2.2 其他辅助检查

2.2.1 尿糖定性

尿糖检查是早期诊断糖尿病最简单的方法。但目前因筛查试验用的试条受多种因素的影响，不能较准确地反应血糖浓度，随着小型便携式血糖仪的广泛应用，尿糖检测的临床意义大大降低。

检测方法：班氏（Benedict）尿糖定性检查法。

【参考范围】

定性：阴性（—）。

定量：小于 2.8mmol/24h（小于 0.5g/24h），浓度为 0.1～0.8mmol/L（1～15mg/dl）。

2.2.2 β-羟基丁酸

β-羟基丁酸是体内脂肪代谢产生的一种酮体，酮体中 β-羟基丁酸占 78%、乙酰乙酸占 20%、丙酮占 2%，所以 β-羟基丁酸的测定对糖尿病酮症酸中毒的早期诊断、治疗的监测有一定的临床意义。血酮体的检测能更有效、直观地反映糖尿病病情的严重程度，对于糖尿病酮症酸中毒的早期诊断、病情评估及治疗监测具有重要意义。

检测方法：酶动力学法。

【参考范围】

空腹血浆 β-羟基丁酸浓度：0.03～0.3mmol/L。

2.2.3 尿酮体

尿酮体糖尿病酮症酸中毒是糖尿病代谢的急性变化，早期体内的酮体以 β-羟基丁酸增高为主；治疗后恢复期，体内酮体是以乙酰乙酸为主。尿酮体筛查试验是硝基盐法，亚硝基铁氰化钠主要与乙酰乙酸反应，几乎不同 β-羟基丁酸发生反应，因此，尿酮体检测在糖尿病酮症酸中毒的治疗监测中不是最佳项目。

由于尿酮体中的丙酮和乙酰乙酸都具有挥发性，乙酰乙酸更易受热分解成丙酮；而且尿液被细菌污染后，酮体消失，因此尿液必须新鲜，及时送检，以免因酮体的挥发或分解出现假阴性结果或结果偏低。糖尿病病人、糖尿病酮症酸中毒时会出现强阳性（+++以上），此时应引起注意，易发生中毒性昏迷，应及时采取治疗措施。

检测方法：尿试纸法。

【参考范围】

尿酮体：阴性。

2.2.4 尿微量白蛋白

ADA 建议对糖尿病患者要定期检测尿微量白蛋白。该检测可作为糖尿病肾病早期诊断及监测的较敏感指标。临床依据此数据，可进行干预治疗，延缓肾病的进展。

检测方法：收集定时尿，以 12h 或 24h 的尿为最佳，也可收集随机尿，检测尿中微量白蛋白的同时检测肌酐，通过计算得出尿微量白蛋白含量。

【参考范围】

尿微量白蛋白：0.49～2.05mg/mmol Cr（Cr 为肌酐）或 4.28～18.14mg/g Cr。

2.2.5 自身免疫性抗体测定

检测自身免疫性抗体，临床主要是为鉴别Ⅰ、Ⅱ型糖尿病提供依据，不做为一般临床筛查试验。

1）谷氨酸脱羧酶自身抗体（GAD65），在Ⅰ型糖尿病患者中有60%的抗体阳性。

2）胰岛细胞自身抗体（IcA），在新患Ⅰ型糖尿病的患者中有75%～85%的抗体阳性。

3）胰岛素自身抗体（IAA），在Ⅰ型糖尿病患者中有40.50%的抗体阳性。

4）蛋白质酪氨酸磷酸酶IA-2βA、IA-2Ab等。

2.2.6 胰岛素释放试验

胰岛素释放试验可了解胰岛β细胞功能及用于胰岛β细胞瘤的诊断。

检测方法：令病人口服葡萄糖或用馒头餐来刺激胰岛β细胞释放胰岛素，通过测定空腹及服糖后1h、2h、3h的血浆胰岛素水平。

【参考范围】

1）成年人空腹胰岛素参考正常值：10～20μU/mL。

2）餐后正常人血清胰岛素峰值约为空腹时的5～7倍，峰值一般出现在餐后30～60min（与进食种类有关：饮用葡萄糖峰值出现快，食用馒头则峰值出现慢）。

3）胰岛素释放试验是让患者口服葡萄糖或用馒头餐使血糖升高而刺激胰岛β细胞分泌胰岛素，通过测定空腹及餐后1h、2h、3h的血浆胰岛素水平，了解胰岛β细胞的储备功能，从而有助于糖尿病的早期诊断、分型和指导治疗。

Ⅰ型糖尿病患者空腹血浆胰岛素水平明显低于正常，其基值一般在5μU/mL以下，服糖刺激后其胰岛素释放也不能随血糖升高而上升。常呈无高峰的低平曲线，有些病人甚至不能测得。

Ⅱ型糖尿病患者空腹胰岛素水平可正常，或稍低于正常，但往往高峰出现的时间延迟，如在服糖后 2h 或 3h 出现，呈分泌延迟高峰后移。尤其是肥胖的糖尿病病人，血浆胰岛素释放曲线明显高于正常，但低于同体重的非糖尿病病人的释放曲线。

2.2.7 C 肽释放试验

C 肽释放试验是用于可能产生胰岛素抗体者或正在使用胰岛素治疗者，评价其胰岛 β 细胞功能。

检测方法：电化学发光免疫法。

【参考范围】

C 肽释放：0.01～40μg/L。

1）测定 C 肽，有助于糖尿病的临床分型，有助于了解患者的胰岛功能。

2）因为 C 肽不受胰岛素抗体干扰，对接受胰岛素治疗的患者，可直接测定 C 肽浓度，以判定患者的胰岛 β 细胞功能。

总的来说，血糖的定量检测是判断糖尿病疗效的依据，糖化蛋白的检测是对过去一段时间内血糖的控制及治疗效果的监测。糖尿病急性并发症还需要测定酮体、β-羟基丁酸等。

3 中医对糖尿病的治疗

从中医角度来讲，糖尿病是由于身体阴虚、五脏柔弱，复加饮食不节、过食肥甘、情志失调、劳欲过度，而导致肾阴亏虚，肺胃燥热。

3.1 情志失调、肝气郁结

由于长期的情志不舒，郁滞生热，化燥伤阴；或因暴怒，导致肝失条达；气机阻滞，也可生热化燥，并可消烁肺胃的阴津，导致肺胃燥热，而发生口渴多饮，消谷善饥。阴虚燥热日久，必然导致气阴两虚。阴损及阳而出现气虚阳微现象，由于肺、胃、肾三经阴气虚，阳气被遏而出现阴阳两虚病证。

3.2 身体阴虚

导致身体阴虚的原因有：①先天不足：《灵枢·五变》说“五脏皆柔弱者，善病消瘅”，是指在母体胎养不足所致；②后天损耗过度：如毒邪侵害，损耗阴津；③化源不足：化生阴津的脏腑受损，阴精无从化生，如《外台秘要·消渴门》说“消渴者，原其发动，此则肾虚所致，每发即小便至甜”；④脏腑之间阴阳关系失调，终致阴损过多，阳必偏盛，阳太盛则致“消”。

3.3 饮食不节、形体肥胖

1）长期过食甘美厚味，使脾的运化功能损伤，胃中积滞，蕴热化燥，伤阴耗津，更使胃中燥热，消谷善饥加重。

2）因胖人多痰，痰阻化热，也能耗损阴津，阴津不足又能化生燥热，燥热复必伤阴。如此恶性循环而发生消渴病。

3.4 外感六淫，毒邪侵害

外感六淫，燥火风热毒邪内侵散膏（胰腺），旁及脏腑，化燥伤津，亦可发生消渴病。外感三消即外感六淫，毒邪侵害所引起的消渴病。

中药体内降血糖的物质基础是多因素、多环节、多种机制综合协同作用的结果。中药活性成分体内降血糖作用机制的研究主要涉及以下几个方面：①提高胰岛素含量，降低胰高血糖素；②增加胰岛素敏感性，改善胰岛素抵抗；③抑制葡萄糖的吸收；④影响对受体作用来影响糖代谢；⑤清除自由基和抗脂质过氧化。目前中药有效成分用于防治糖尿病的研究也已取得不少新的进展，其中从植物多糖中寻找具有降血糖作用的成分是现在的一个研究热点，迄今已发现一百多种植物多糖具有降血糖作用，如人参多糖、薏苡仁多糖、灵芝多糖、特殊植物纤维等。中药降血糖有效成分中研究较多的是皂苷、萜、多糖、黄酮、生物碱和硫键化合物等六类化合物。

4 青钱柳对糖尿病的作用

青钱柳中的黄酮类、多糖、微量元素等化学成分都具有良好的降血糖作用。

何明等用江西某品牌青钱柳茶对患有四氧嘧啶糖尿病大鼠的降糖作用进行了试验。结果表明：给患有四氧嘧啶糖尿病的大鼠连续4周注射该茶3.6g后，大鼠空腹血糖明显降低，糖耐量增高，但该茶对正常大、小鼠血糖无明显影响。并且病理切片研究显示，饮用该茶不但能有效控制糖尿病患者的血糖水平，提高葡萄糖的糖耐受量，还可以促进病变胰岛结构功能逐步恢复。梁锦业等报道青钱柳制剂确有降低血糖作用而对正常血糖无影响，不会引起低血糖反应，是一种治疗Ⅰ型糖尿病的辅助疗法，对耐糖量下降和轻Ⅰ型糖尿病可配合饮食控制单独应用。大量的研究表明，青钱柳能抑制葡萄糖的吸收，降低人体血糖，从而可以预防由高血糖引起的一系列病症。这些研究为青钱柳叶在民间制茶饮用以起到防治糖尿病的效果提供了一定的科学的解释。同时，也为进一步研究青钱柳的降糖作用奠定了基础。

青钱柳多糖降血糖作用比较明显，已经有大量动物实验验证。李磊等采用超声波萃取法提取多糖成分，用四氧嘧啶糖尿病小鼠模型验证青钱柳多糖的生物活性。结果表明，灌胃青钱柳多糖四周后，小鼠血糖值比糖尿病模型组降低了3%。给予小鼠葡萄糖后，青钱柳多糖组小鼠血糖值显著低于糖尿病模型组。施利仙等采用腹腔注射四氧嘧啶建立糖尿病小鼠模型，分别用生理盐水、格列本脲和三种不同剂量的青钱柳多糖灌胃4周，在第一次灌胃前和最后一次灌胃后分别测定空腹血清血糖、血清胰岛素（Ins）、血清C肽及血浆胰高血糖素（Gln）的含量。结果表明，格列本脲组和两种不同剂量的青钱柳多糖组均显著降低模型小鼠的空腹血清血糖、Ins、C肽和血浆Gln，其中高剂量（450mg/kg）青钱柳多糖组的作用优于低剂量组和中剂量组。上官新晨等从青钱柳水提取物中分离纯化得到青钱柳多糖，用其对实验性糖尿病小鼠进行灌胃，观察糖尿病小鼠的血糖及其质量的变化，试验结果表明，青钱柳多糖高、中、低剂量组与模型组血糖值有极显著性差异，青钱柳多糖可以显著提高小鼠对葡萄糖、淀粉的糖耐量，但对蔗糖的影响不显著。

张小芳将糖尿病小鼠随机分为青钱柳多糖高、中、低剂量组（600mg/kg、450mg/kg、300mg/kg），模型对照组，二甲双胍250mg/kg为阳性对照组，每组12只。另选12只未造模小鼠为空白对照组。各组按0.2ml/10g每天灌胃给药或灌胃生理盐水，连续14天测定空腹12h血糖，并观察各组小鼠胰脏组织结构。结果表明，青钱柳多糖不仅可以降低糖尿病小鼠血糖，而且对胰岛组织有一定的保护作用。

4.1 对体重的影响

小鼠形成糖尿病后普遍出现生长缓慢，体重减轻，消瘦，进食增多，饮水增多，尿量增多等典型的“三多一少”症状。糖尿病模型组体重增长缓慢，二甲双胍组体重增长较快但仍低于空白对照组，青钱柳多糖（CP）组体重增长速度较糖尿病模型组稍快，饮水和摄食量较糖尿病模型组有一定程度减少。结果提示，CP 对糖尿病小鼠体重下降有一定的阻止作用（表 2）。

表 2 CP 对糖尿病小鼠体重的影响（$\bar{x}\pm s$, n=12）

组别	n	给药前体重（g）	给药后体重（15 天，g）
空白对照组	12	21.35±2.15	26.75±4.55$^{\triangle\triangle}$
模型组	12	20.88±2.26	21.82±2.98**
二甲双胍组	12	21.49±2.22	22.35±2.56$^{**\triangle}$
CP 高剂量组	12	21.06±2.65	21.47±3.21$^{**\triangle}$
CP 中剂量组	12	20.94±2.31	22.21±2.42$^{**\triangle}$
CP 低剂量组	12	22.33±1.40	22.53±2.34$^{*\triangle}$

*p<0.05，**p<0.01，与空白对照组比较；△ p<0.05，△△ p<0.01，与模型组比较；下同

4.2 对小鼠血糖的影响

对四氧嘧啶致糖尿病小鼠用药 15 天后的空腹血糖（FBG，FPG）与用药前 FBG 比较，各组小鼠连续给药 15 天，分别于给药第 1 天、第 15 天上午测定 FBG。结果表明，糖尿病小鼠空腹血糖均处于较高水平；二甲双胍组，CP 高、中、低各剂量组用药 15 天

后 FBG 均较用药前 FBG 有不同程度的降低。CP 高、中、低各剂量组用药 15 天后 FBG 与同期糖尿病模型组 FBG 比较有显著性差异（$p<0.05$），其中 CP 高、中剂量组与模型组比较差异极显著（$p<0.01$）。空白对照组的血糖值在给药前后无显著性差异，即 CP 不影响正常小鼠的空腹血糖（表 3）。

表 3　CP 对实验性糖尿病小鼠血糖的作用（$\bar{x}\pm s$, $n=12$）

组别	n	给药前 FPG（mmol/L）	给药后 FPG（15 天，mmol/L）
空白对照组	12	5.52±0.63	4.83±0.51$^{\triangle\triangle}$
模型组	12	16.58±1.97	21.37±3.06**
二甲双胍组	12	16.31±1.92	12.14±2.03$^{**\triangle}$
CP 低剂量组	12	17.19±1.62	15.44±3.04$^{*\triangle}$
CP 中剂量组	12	16.57±1.89	15.17±2.41$^{**\triangle}$
CP 高剂量组	12	16.80±1.76	14.81±2.12$^{**\triangle}$

4.3　胰岛形态学观察

脱颈椎处死小鼠，剖腹，钝性摘除胰腺。用 10% 中性福尔马林液固定胰腺，每组随机选二例标本，石蜡包埋切片，HE 染色，结果如下图所示。正常组胰岛为圆形或椭圆形的细胞团，细胞核大小均匀，分散于胰腺腺泡之间，胰岛中细胞数量较多，细胞分布均匀，排列规整，结构清晰。模型组胰岛结构紊乱，组织疏松，细胞分布不均，细胞数目减少。CP 高剂量组胰岛细胞分布较均匀，细胞数目相对正常组减少，有结构紊乱但较模型组轻。CP 中剂量组胰岛结构较清晰，边缘整齐，细胞分布比较均匀，组织疏松，胰岛细胞数目相对于糖尿病模型组增多。CP低剂量组胰岛细胞分布稀疏，密度减少；细胞核明显固缩变小，以四周明显，脱颗粒不明显。组织形态学检查结果表明CP各药组均不同程度地减轻四氧嘧啶对胰岛细胞的选择性损伤，具有一定的保护趋势，其中以CP高剂量组的保护作用最明显，胰岛损伤程度较轻。

动物试验结果证明CP对四氧嘧啶致糖尿病小鼠血糖有明显降低作用（$p<0.05$），且不降低正常小鼠血糖及体重。通过对小鼠胰岛的形态学观察发现，CP对四氧嘧啶小鼠胰腺细胞具有一定的保护和修复作用。

葡萄糖苷酶可将淀粉等分解成葡萄糖，从而升高了血糖浓度，葡萄糖苷酶抑制剂能延缓碳水化合物的消化吸收从而降低血糖浓度，青钱柳黄酮对葡萄糖苷酶有很强的抑制活性，能和酶迅速结合并抑制其活性，从而降低糖尿病小鼠的空腹

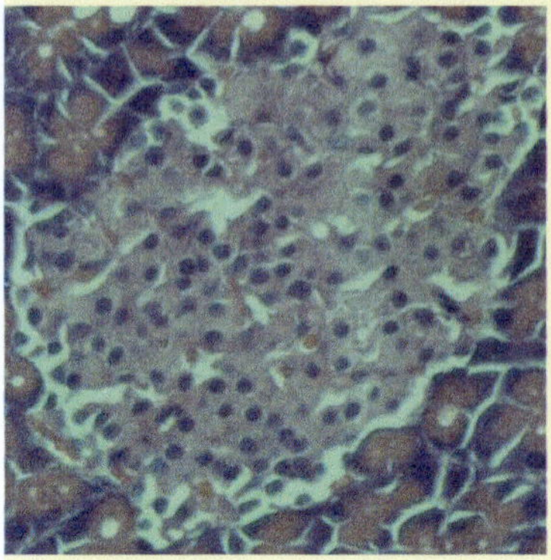
正常组（HE染色，×40）

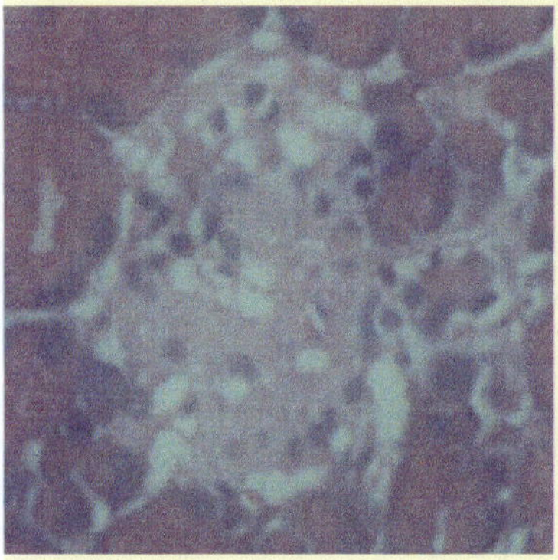
模型组（HE染色，×40）

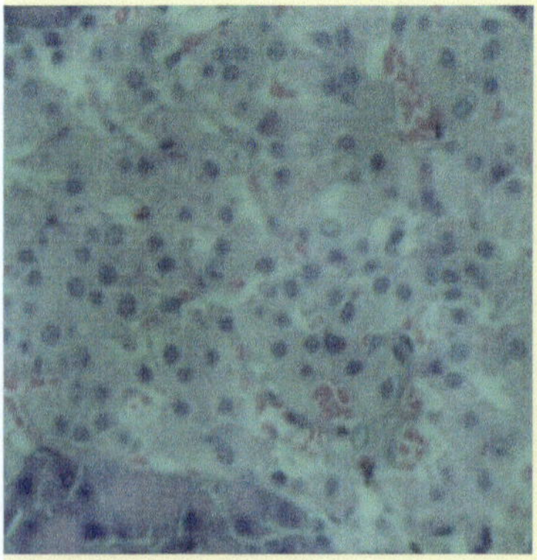
CP高剂量组（HE染色，×40）

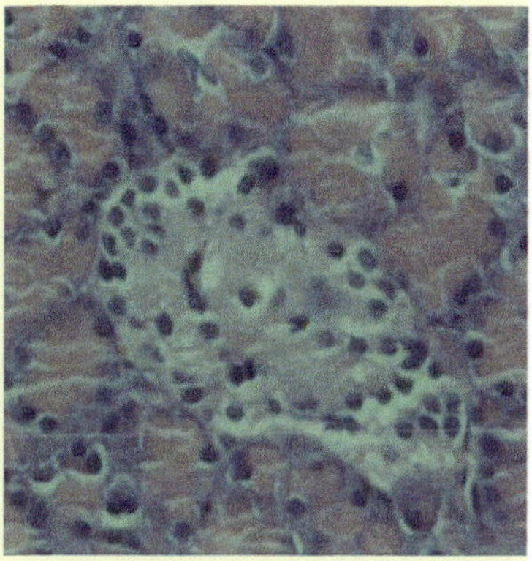

CP 中剂量组（HE 染色，×40）

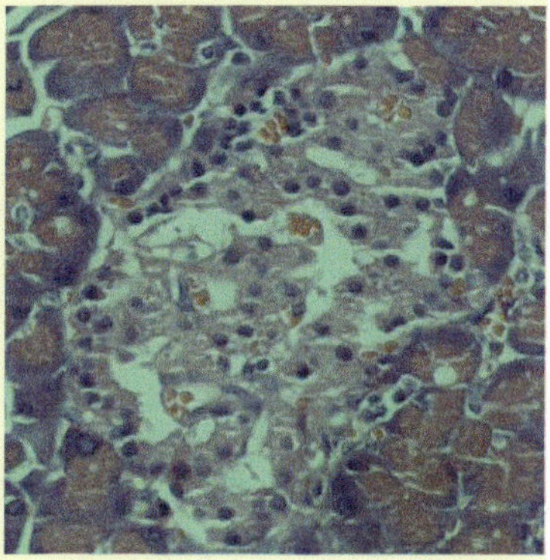

CP 低剂量组（HE 染色，×40）

血糖。

杨武英等研究青钱柳黄酮对α-葡萄糖苷酶的抑制作用及对糖尿病小鼠的降血糖作用，结果表明青钱柳总黄酮（CPF）抑制活性随黄酮用量的增加而显著增加。当浓度为10mg/ml的CPF溶液在25μl时，抑制程度达82%，在200μl时，抑制率高达93%。CPF酶反应0.5min即可抑制85%以上的酶活性；给药6周后格列本脲（GLBN）组小鼠的血糖浓度与糖尿病模型组比较，差异非常显著；给药7周后，CPF组小鼠血糖浓度与糖尿病模型组（TNB）比，差异非常显著，与GLBN组相当，因此CPF有显著降低糖尿病小鼠血糖的作用。

综合相关实验研究结果，青钱柳多糖具有明显的降血糖作用，其作用机理可能是通过恢复病变胰岛细胞的结构和功能或增加外围组织的胰岛素受体所致。青钱柳黄酮对α-葡萄糖苷酶具有抑制作用，对糖尿病小鼠具有降血糖作用。

5 青钱柳对糖尿病的临床作用

动物试验结果表明，青钱柳叶对Ⅱ型糖尿病具有良好的治疗作用，为了验证青钱柳叶对人体的治疗效果，又进行了临床研究。

5.1 初步临床观察

20 世纪 90 年代初，中国中医研究院北京西苑医院、上海市第一人民医院和华西医科大学附属第一医院分别对青钱柳袋泡茶治疗糖尿病进行了初步临床试验，结果均表明青钱柳袋泡茶对糖尿病患者有理想的治疗效果。

1）中国中医研究院西苑医院对 40 例Ⅱ型糖尿病患者，用青钱柳叶袋泡茶进行了初步临床试验。所有参加试验的患者均早晚用一袋青钱柳叶袋泡茶泡服，一个月为一疗程。这些患者的空腹血糖（平均值）由试验前的（198.08±27.03）mg/dl 降至试验后的（179.23±24.23）mg/dl，有效率达到 52.5%。说明青钱柳叶袋泡茶在改善糖尿病患者的临床症状、降低血糖与糖化血红蛋白等方面均有一定作用。

2）上海市第一人民医院使用青钱柳叶袋泡茶对 30 例Ⅱ型糖尿病患者进行临床试验。参加试验的患者在未口服其他降糖药品情况下，每日分 3 次泡服，连续 4 周。结果受试者的空腹血糖（平均值）由试验前的（10.6±3.0）mmol/L 降至试验后的（8.6±2.5）mmol/L，有效率为 53%。参加试验的患者除空腹血糖有明显下降外，口渴、多饮、失眠等症状均有不同程度改善。

3）华西医科大学附属第一医院对 53 例Ⅱ型糖尿病患者进行了临床试验。受试者早、中、晚餐前各用一袋青钱柳叶袋泡茶泡饮，30 天为一疗程，原用降糖药品停止使用。试验结果显示，空腹血糖（平均值）由实验前的（9.41±4.16）mmol/L 降至实验后的（7.60±3.07）mmol/L；餐后 2h 血糖由实验前的（13.73±6.97）mmol/L 降至实验后的（11.40±5.49）mmol/L。表明青钱柳叶袋泡茶对Ⅱ型糖尿病患者疗效显著，在减轻患者多食、多饮、多尿等症状方面均有效。

5.2 临床试验

青钱柳叶在完成了临床前药效、毒理等研究，并由中国中医研究院西苑医院、上海市第一人民医院、华西医科大学附属第一医院等医院进行了初步临床观察后，经原江西省药政管理局批准，由江西医学院一附院负责组织并会同江西中医学院附属医院、南昌市第二医院共同进行了青钱柳叶袋泡茶的临床试验。这三所三级医院根据《新药审批办法》和《中药新药临床研究指导原则》，制定了临床试验方案，采取随机对照试验方法，于 1995 年进行了临床试验，客观评价了以青钱柳叶为主要原料制作的袋泡茶治疗Ⅱ型糖尿病的临床疗效及其安全性。

5.2.1 一般资料

本试验 150 例患者均来自江西医学院一附院等三家三级医院的门诊与住院患者。其中治疗组 100 例，对照组 50 例。各医院病例分布和两组患者的性别、年龄、血（尿）糖值及病程等情况见表 4～表 7。

（1）各试验医院病例的安排分布（表 4）

表 4　各试验医院病例的安排分布

单位	例数	治疗组	对照组
江西医学院一附院	60	40	20
江西中医学院附属医院	45	30	15
南昌市第二医院	45	30	15
合计	150	100	50

（2）两组性别、年龄构成情况（表 5）

表 5　两组性别、年龄构成情况

组别	例数	男	女	年龄（$x \pm s$，岁）
治疗组	100	67	33	51.60±7.2
对照组	50	32	18	51.46±7.6

注：x^2=0.134，$p>0.05$；t=0.157，$p>0.05$

两组间性别、年龄的差异无显著性意义

（3）治疗前两组血（尿）糖值比较（表 6）

表 6　治疗前两组血（尿）糖值比较（$x \pm s$）

组别	例数	空腹血糖（mmol/L）	餐后 2h 血糖（mmol/L）	24h 尿糖定量（g）
治疗组	100	10.86±2.49	14.51±4.08	28.12±8.66
对照组	50	10.90±2.98	14.34±4.50	28.99±7.88

注：$t=0.088$，$p>0.05$；$t=0.109$，$p>0.05$；$t=0.597$，$p>0.05$

治疗前两组血（尿）糖比较差异无显著性意义

（4）两组病程（年）比较（表 7）

表 7　两组病程（年）比较

组别	例数	<1 年	1～5 年	6～10 年	>10 年
治疗组	100	18	56	16	10
对照组	50	12	26	9	3

注：$x^2=0.929$，$p>0.05$

两组间病程差异无显著性意义

5.2.2 受试对象选择

（1）诊断标准

采用 1980 年 WHO 暂行标准（静脉血浆真糖法），凡符合下述条件之一者可诊断为糖尿病。①有糖尿病症状，任何时间血糖≥11.1mmol/L，或空腹血糖≥7.8mmol/L；②有糖尿病症状而血糖未达到上述标准，进行 75g 口服葡萄糖耐量试验（OGTT），2h 血糖≥11.1mmol/L；③如无糖尿病症状，除上述标准外须另外加一项标准，即 OGTT 1h 血糖≥11.1mmol/L，另一次 OGTT 2h 血糖≥11.1mmol/L，或一次空腹血糖≥7.8mmol/L。

（2）病例入选标准

凡符合上述诊断标准者，均可纳入试验病例。

（3）病例排除标准

① 患者在用青钱柳叶前虽然血糖高于正常，但通过饮食控制、增加活动量后空腹血糖<7.8mmol/L，或餐后 2h 血糖<11.1mmol/L；②年龄在 18 岁以下或 65 岁以上患者，妊娠或哺乳期妇女，对本药过敏者；③不合作者（指不能配合饮食控制或不按规定用药而影响疗效者）；④有严重心、肝、肾等并发症，或合并有其他严重原发性疾病、精神病患者；⑤胰岛素依赖型患者，或近一个月内有糖尿病酮症酸中毒以及感染者；⑥未满规定观察期而中断治疗者，无法判断疗效或资料不全者。

5.2.3 试验方法

1）病例分组方法：采取随机对照研究方法，合格病例进入试验时，采用二次随机数法，再分组进行治疗。

2）治疗方法：①治疗组：服用青钱柳叶制成的袋泡茶，每日 3 次，每次 1 小包（每包 3g 装），冲泡 2 次，每次冲泡时间不少于 5min，水量 100ml 以上。②对照组：服用消渴丸，每日 3 次，每次 5 粒。③疗程：治疗组和对照组均以 4 周为一疗程。④自观察之日起，要求患者坚持饮食控制。按不同劳动强度和体型大致主食如下：休息或超标准体重者每日主食控制在 260～300g；一般劳动者 300～350g；重体力劳动者每日 400～450g。主食以外所需热量酌情由副食补充。并停用其他一切降糖药物。

3）观察内容：①安全性观察：脉搏、呼吸、血压、体重测量；血、尿、大便常规化验；血脂、肝、肾功能检查。②疗效性观察：空腹及餐后2h血糖、24h尿糖定量检测，用药后每周一次。所有观察指标均以表格式记录，注意不良反应的观察和记录。

4）统计学处理方法：等级资料用Ridit分析，分类资料比较用χ^2检验，计量资料用t检验。

5.2.4 试验结果

（1）疗效标准

① 显效：治疗后空腹血糖＜7.2mmol/L，餐后2h血糖＜8.3mmol/L，24h尿糖定量＜10.0g；或血糖、24h尿糖定量较治疗前下降20%以上。②有效：治疗后空腹血糖＜8.3mmol/L，餐后2h血糖＜10.0mmol/L，24h尿糖定量＜25.0g；或血糖、24h尿糖定量较治疗前下降10%以上。③无效：经治疗4周后，血糖、尿糖下降未达上述标准。

（2）治疗分析

1）两组间总疗效比较见表8。

表8　两组间总疗效比较

组别	例数	显效	有效	无效	总有效率（%）
治疗组	100	5	58	37	63.0
对照组	50	3	28	19	62.0

注：x^2=0.014，p＞0.05

治疗组总有效率（包括显效和有效）为63.0%（63/100），对照组为62.0%（31/50），两组的差异无显著意义（$p>0.05$），青钱柳叶袋泡茶临床总有效率与消渴丸相近。

2）青钱柳对糖尿病患者主要临床症状的疗效见表 9。

表 9　青钱柳对糖尿病患者主要临床症状疗效

症状	例数	消失	好转	无效	总有效率（%）
倦怠乏力	88	40	26	22	75.0
口渴喜饮	85	35	26	24	71.8
清谷易饥	70	24	25	21	70.0
五心烦热	73	29	18	26	64.4
心悸失眠	40	17	13	10	75.0

由上表可以看出，青钱柳叶袋泡茶对糖尿病患者 5 项主要临床症状均有明显的改善作用，总有效率（包括消失和好转）达到 64.4%～75.0%。

3）两组间治疗前后血（尿）糖值变化情况的比较见表 10。

表 10　治疗前后血（尿）糖值变化情况的比较（$x \pm s$）

项目	治疗组（100 例）		对照组（50 例）	
	治疗前	治疗后	治疗前	治疗后
空腹血糖	10.86±2.49	9.37±2.74a	10.90±2.89	9.28±2.57ab
餐后 2h 血糖（mmol/L）	14.51±4.08	12.09±4.48a	14.43±4.50	12.05±3.71ab
24h 尿糖定量（g）	28.12±8.66	20.78±9.63a	28.99±7.88	22.05±8.09ab

注：a 表示 $p<0.01$，组内治疗前后比较；b 表示 $p>0.05$，组间比较

表 10 资料表明，青钱柳治疗组的空腹血糖、餐后 2h 血糖和 24h 尿糖定量在治疗后均下降明显，青钱柳

治疗组组内自身前后比较，其差异均有非常显著性意义（$p<0.01$）；青钱柳治疗组与消渴丸对照组之间比较，差异均无显著性意义（$p>0.05$）。

4）青钱柳对血脂的影响见表 11。

表 11　青钱柳对血脂的影响（$\bar{x}\pm s$，n=100，mmol/L）

时间	胆固醇	甘油三酯
治疗前	7.02±0.90	1.64±0.38
治疗后	6.13±0.83a	1.34±0.39a

注：a 表示 $p<0.05$，表示治疗前后比较

表 11 资料显示，青钱柳叶袋泡茶能降低胆固醇和甘油三酯，治疗前后比较差异有显著性意义（$p<0.05$）。

5）各医院治疗组总疗效比较见表 12。

表 12　各医院治疗组总疗效比较

组别	例数	显效	有效	无效	总有效率（%）
江西医学院一附院	40	1	23	16	60.0
江西中医学院附属医院	30	2	17	11	63.3
南昌市第二医院	30	2	18	10	66.7
合计	100	5	58	37	63.0

注：x^2=0.141，$p>0.05$

各医院青钱柳治疗组总疗效比较，无显著性差异

6）各医院对照组总疗效比较见表 13。

（3）不良反应

在三所三级医院的整个临床试验过程中，服用青钱柳叶袋泡茶的 100 例患者中，未见不良反应发生。

其血、尿、大便常规和心、肝、肾功能等安全性检查均无异常改变。

表 13　各医院对照组总疗效比较

组别	例数	显效	有效	无效	总有效率（%）
江西医学院一附院	20	1	12	7	65.0
江西中医学院附属医院	15	1	8	6	60.0
南昌市第二医院	15	1	8	6	60.0
合计	50	3	28	19	62.0

注：x^2=0.036，p>0.05

各医院对照组总疗效比较，无显著性差异

临床研究结果表明：青钱柳叶对于Ⅱ型糖尿病患者有良好的治疗效果，能有效地降低糖尿病患者的血糖和尿糖，并有明显的降血脂作用。试验过程中，未见不良反应发生。试验证实青钱柳叶治疗Ⅱ型糖尿病疗效确切、安全可靠。

第二节

青钱柳与心脑血管疾病

1 心脑血管疾病的病因、病机

1.1　什么是心脑血管疾病

心脑血管疾病就是心脏血管和脑血管疾病的统称，

泛指由于高脂血症、血液黏稠、动脉粥样硬化、高血压等所导致的心脏、大脑及全身组织发生的缺血性或出血性疾病。心血管疾病以冠心病为主，是由于给心肌供应血液的冠状动脉发生粥样硬化，使动脉血管变窄或闭塞，心肌供血不足造成的。临床上可分为隐匿性冠心病、心绞痛、心肌梗死、心肌纤维化和心性猝死。脑血管疾病是在脑动脉硬化基础上，脑血管破裂出血或血栓形成，引起以脑部出血性或缺血性损伤为主要临床表现的一组疾病，俗称为脑中风，是目前造成人类死亡和致残的主要疾病。

心脑血管疾病是一种严重威胁人类，特别是 50 岁以上中老年人健康的常见病，具有高患病率、高致残率和高死亡率的特点，即使应用目前最先进、最完善的治疗手段，仍可能有 50% 以上的脑血管疾病意外幸存者生活不能完全自理。全世界每年死于心脑血管疾病的人数高达 1500 万人，居各种死因首位。

1.2 心脑血管疾病的成因

由于长时间饮食习惯问题，饮食中脂类过多，醇类过多，同时又没有合理地运动促进脂类、醇类的代谢，导致体内脂类、醇类物质逐渐增多，掺杂在血液中，使毛细血管堵塞。随着时间的推移，脂类、醇类物质容易和体内游离的矿物质离子结合，形成血栓。血栓容易在血管的拐角处，或者瓶颈处堆积，钙化。同时血栓越来越多，使血管直径缩小。心脏为了保持

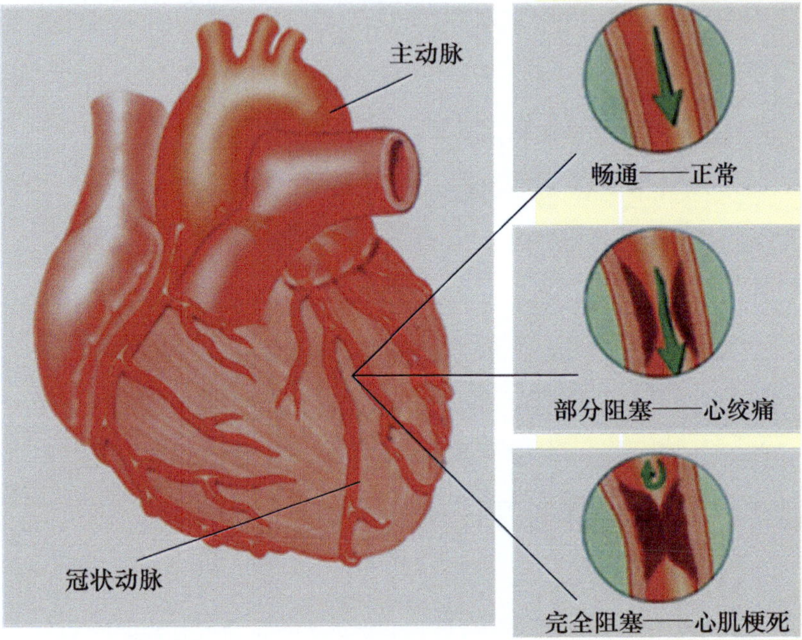

足够的供血量，就增加血压，造成高血压疾病。如果血压过高，可能导致血管崩裂，于是产生出血性心脑血管疾病。如果由于堵塞使供血不足，即为缺血性心脑血管疾病。

1.3 心脑血管疾病的早期症状

心脑血管疾病严重威胁人类的健康，尤其是中老年人的健康。下面列出了心脑血管疾病的早期症状及警告信号：

1）经常性心慌、气短、胸闷，干活时症状加重。

2）干重活时心前区疼痛或左部放射性发木、发痛。

3）干轻活时感觉很累，且胸闷气喘。

4）饭后胸骨后憋胀得厉害，有时冒冷汗。

5）睡觉时经常胸闷难受，不能平躺。

6）情绪激动时心跳加快，胸部有明显不适应。

7）胸闷偶有刺痛感，一般1～2s后即消失。

8）走路时间稍长或速度略快便胸憋气喘、心跳加快。

9）睡觉时经常胸憋难受，不能平躺。

10）长时间躺卧后突然坐起来，感到胸部很难受。

心脑血管疾病的症状及警告信号：

1）心肌缺血或心梗前会发生心慌，胸闷，憋气，四肢无力，心烦意乱，浅睡眠或失眠，眩晕，健忘，易怒，冷汗，呕吐，一过性心绞痛等现象。

2）有的人并不会出现典型症状，更易延误病情判断，如有的人会牙痛，胃腹痛，或非相关部位痛感及不适。曾有一位患者，眼睛视物不清，到医院眼科看病，进屋后，与眼科医生说话中，尚未来得及检查，突然昏倒，医院内科外科联合会诊，紧急抢救无效死亡。其家属无法面对现实，曾把医院告上法庭，认为其从无心脑血管疾病，身强体壮，当日仍在上着班，怎么就死了呢？最后经医学解剖，证明为心猝死所致。

3）脑溢血患者发病前，多有头痛，眩晕，耳鸣，眼跳，视物不清，胸闷，憋气，烦燥，易怒，健忘，忧思，体乏无力，精神恍惚。发病之初头痛欲裂，言语不清，视障，呕吐，多有半身瘫痪症状，几乎不能辨物识人。

1.4　心脑血管疾病的预防方法

心脑血管疾病的预防重点需要从饮食、运动、生活习惯等方面做起。下面列出了五个心脑血管疾病的预防方法。

1）生活有规律。张弛有度，劳逸结合，保障充足的睡眠及休息时间，懂得生活，学会放松，切忌人生年轻时用身体换名利，老来再拿钱买健康。

2）应做好心脑血管疾病的预防。冬季天寒，天气变幻无常，是心脑血管疾病易发时间，应当注意保暖；夏季燥热，气压低，湿度大，汗如雨下，切忌受风，勿要贪凉，冷食亦当适度。

3）心理健康。学会自控，精神饱满，情绪乐观、稳定，不为生活的不快或追求的贪婪而左右，喜怒不形于色，切忌思想情绪的大起大落。情绪激动是心脑血管疾病的大忌，冠心病、高血脂患者尤其要放宽胸怀，不要让情绪起伏太大。

4）健康饮食。注意食物的多样性、均衡性，多食五谷杂粮，多吃新鲜的蔬菜水果，多吃天上飞的、水里游的，多吃“三黑”（木耳、黑豆、黑米），多食醋，多凉拌，有条件的要多吃些野菜；少吃油炸食品，少吃猪牛羊肉，少吃动物类油脂，少吃盐和糖，少吃动物内脏。冬季进补要适度，大量进补热性食物和滋补药酒，很容易造成血脂增高，诱发心脑血管疾病，因此冬季进补一定要根据个人的体质进行。

5）适当进行体育锻炼可预防心脑血管疾病的发生。心脑血管患者不是不能运动，而是要适当运动，运动量减少也会造成血流缓慢、血脂升高。要合理安排运动时间和控制好运动量。冬季要等太阳升起来之后再去锻炼，此时温度回升，可避免机体突然受到寒冷刺激而发病。患者不宜晨练，因为睡眠时，人体各神经系统处于抑制状态，活力不足，晨起时突然大幅度锻炼，神经兴奋性突然增高，极易诱发心脑血管疾病，冬季应该注意这个问题。

1.5 常见心脑血管疾病及诊疗

1.5.1 高血压

在未用抗高血压药情况下，收缩压≥140mmHg和（或）舒张压≥90mmHg，按血压水平将高血压分为1、2、3级。收缩压≥140mmHg和舒张压＜90mmHg单列为单纯性收缩期高血压。患者既往有高血压史，目前正在用抗高血压药，血压虽然低于140/90mmHg，亦应该诊断为高血压。

病因：高血压病因不明，与发病有关的因素如下。

1）年龄：发病率有随年龄增长而升高的趋势，40岁以上者发病率高。

2）食盐：摄入食盐多者，高血压发病率高。有研究认为食盐＜2g/天，几乎不发生高血压；3～4g/天，高血压发病率 3%；4～15g/天，发病率 33.15%。

3）体重：肥胖者发病率高。

4）遗传：大约半数高血压患者有家族史。

5）环境与职业：有噪音的工作环境、过度紧张的脑力劳动均易发生高血压，城市人群中的高血压发病率高于农村。

早期症状：早期多无症状，偶尔体检时发现血压升高，或在精神紧张、情绪激动或劳累后出现头晕、头痛、眼花、耳鸣、失眠、乏力、注意力不集中等症状，可能是高级精神功能失调所致。早期血压仅暂时升高，随病程进展血压持续升高，脏器受累。

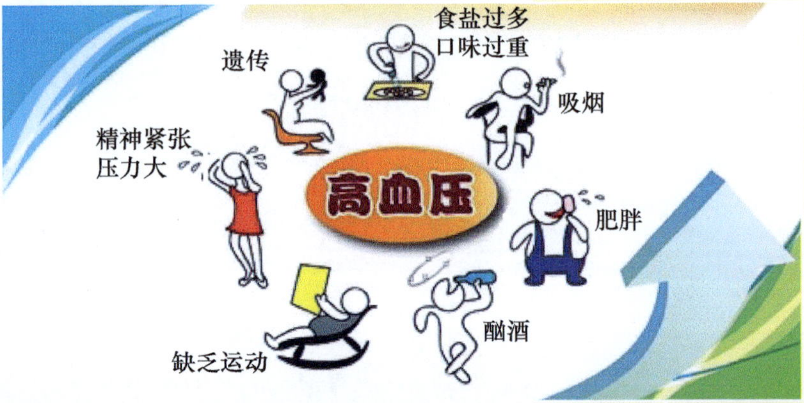

高血压患者头痛、头晕常见，多由于情绪激动，过度疲劳，气候变化或停用降压药而诱发。血压急骤升高，会出现剧烈头痛、视力障碍、恶心、呕吐、抽搐、昏迷、一过性偏瘫、失语等。

心脏表现：早期，心功能代偿，症状不明显；后期，心功能失代偿，发生心力衰竭。

肾脏表现：长期高血压致肾小动脉硬化。肾功能减退时，可引起夜尿，多尿，尿中含蛋白、管型及红细胞；尿浓缩功能低下，酚红排泄及尿素廓清障碍；出现氮质血症及尿毒症。

1.5.2 冠心病

冠心病是一种由冠状动脉器质性（动脉粥样硬化或动力性血管痉挛）狭窄或阻塞引起的心肌缺血缺氧（心绞痛）或心肌坏死（心肌梗死）的心脏病，亦称缺血性心脏病。

病因：至今尚未完全清楚，但认为与高血压、高脂血症、高黏血症、糖尿病、内分泌功能低下及年龄大等因素有关。

1）年龄与性别：40 岁后冠心病发病率升高，女性绝经期前发病率低于男性，绝经期后与男性相等。

2）高脂血症：除年龄外，脂质代谢紊乱是冠心病最重要预测因素。总胆固醇（TC）和低密度脂蛋白胆固醇（LDLC）水平与冠心病事件的危险性之间存在着密切的关系。LDLC 水平每升高 1%，患冠心病的危险性则增加 2%～3%。甘油三酯（TG）是冠心病的独立预测因子，往往伴有低高密度脂蛋白胆固醇（HDLC）和糖耐量异常，后两者也是冠心病的危险因素。

3）高血压：高血压与冠状动脉粥样硬化的形成和发展关系密切。收缩期血压比舒张期血压更能预测冠心病事件。140～149mmHg 的收缩期血压比 90～94mmHg 的舒张期血压更能增加冠心病死亡的危险。

4）吸烟：吸烟是冠心病的重要危险因素，是唯一最可避免的死亡原因。冠心病与吸烟之间存在着明显的用量-反应关系。

5）糖尿病：冠心病是未成年糖尿病患者首要的死因，冠心病占

冠心病的病理改变及发病机理

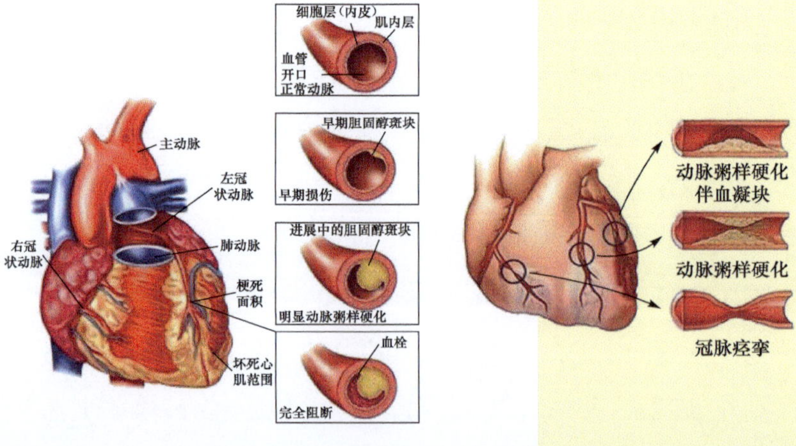

糖尿病病人所有死亡原因和住院率的近 80%。

6）肥胖症：已明确为冠心病的首要危险因素，可增加冠心病死亡率。肥胖被定义为体重指数［BMI=体重（kg）/ 身高平方（m^2）］在男性≥27.8，女性≥27.3。BMI 与 TC、TG 增高，HDLC 下降呈正相关。

7）久坐生活方式：不爱运动的人冠心病的发生和死亡危险性比正常人群将翻一倍。

8）尚有遗传，饮酒，环境因素等。

早期症状：

1）无法数清每分钟脉搏次数，多为心律失常。一般心脏的搏动非常有规律，当心脏搏动过快、过慢或搏动间歇紊乱时，称为心律失常。心律失常可以通过用手触摸桡动脉的搏动发现，但是进行详细检查还必须依靠心电图。在日常生活中，正常人的心率大致在每分钟 50～100 次。当心脏每分钟搏动 100 次以上时，称为心动过速；当心脏每分钟搏动次数低于 60 次时，称为心动过缓。

2）心搏漏跳。规则的心脏跳动之外出现突然提前的心跳称为过早搏动（早搏），早搏时可无症状，也可有心悸或心跳暂停感。频发早搏使心排血量降低，或会引起脑供血不足进而出现乏力、头晕及胸闷现象，并可使原有的心绞痛或心力衰竭加重。用手测搭脉搏时可发现脉搏不稳定、早跳或“漏跳”。早搏可偶尔出现，也可频发。早搏可以出现在任何年龄段的患者身上。

3）动脉造影异常。动脉造影是令动脉内充盈对比剂，使动脉系统显影的检查方法。人体动脉系统的分布、数目、形态相对恒定，血管造影检查主要是动脉造影检查。为了使欲检查动脉得到最佳显示，需将导管导入距欲检查动脉尽可能近的部位，注射对比剂后局部可达到尽可能高的浓度。根据导管顶端距血管的位置，可分为非选择性动脉造影、选择性动脉造影和超选择性动脉造影。

4）劳累后心悸。劳累后心悸指患者进行体力劳动，体力消耗后自觉心中悸动，甚至不能自主的一类症状。

1.5.3 高脂血症

高脂血症可分为原发性和继发性两类。原发性与先天性和遗传有关，是由于单基因缺陷或多基因缺陷，使参与脂蛋白转运和代谢的受体、酶或载脂蛋白异常所致，或由于环境因素（饮食、营养、药物）和通过未知的机制而致。继发性多发生于代谢性紊乱疾病（糖尿病、高血压、黏液性水肿、甲状腺功能低下、肥胖、肝肾疾病、肾上腺皮质功能亢进），或与其他因素如年龄、性别、季节、饮酒、吸烟、饮食、体力活动、精神紧张、情绪活动等有关。

目前，国内一般以成年人空腹血清总胆固醇超过5.72mmol/L、甘油三酯超过1.70mmol/L诊断为高脂血症。将总胆固醇在5.2～5.7mmol/L者称为边缘性升高。

根据血清总胆固醇、甘油三酯和高密度脂蛋白胆固

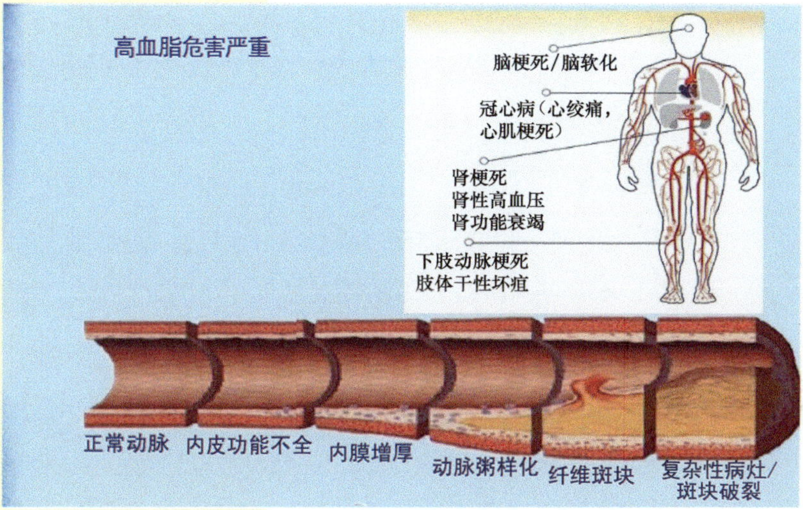

醇的测定结果，通常将高脂血症分为以下四种类型：

1）高胆固醇血症：血清总胆固醇含量增高，超过 5.72mmol/L，而甘油三酯含量正常，即甘油三酯＜1.70mmol/L。

2）高甘油三酯血症：血清甘油三酯含量增高，超过 1.70mmol/L，而总胆固醇含量正常，即总胆固醇＜5.72mmol/L。

3）混合型高脂血症：血清总胆固醇和甘油三酯含量均增高，即总胆固醇超过 5.72mmol/L，甘油三酯超过 1.70mmol/L。

4）低高密度脂蛋白血症：血

清高密度脂蛋白胆固醇（HDL-胆固醇）含量降低，< 9.0mmol/L。

1.5.4 心律失常

心律失常（cardiac arrhythmia）是由于窦房结激动异常或激动产生于窦房结以外，激动的传导缓慢、阻滞或经异常通道传导，即心脏活动的起源和（或）传导障碍导致心脏搏动的频率和（或）节律异常。心律失常是心血管疾病中重要的一种疾病。它可单独发病，亦可与心血管病伴发。可突然发作而致猝死，亦可持续累及心脏而衰竭。“心律紊乱”或“心律不齐”等词的含义偏重于表示节律的失常，心律失常既包括节律又包括频率的异常，更为确切和恰当。

病因：

1）各种器质性心脏病，如先天性心脏病、冠心病、心脏瓣膜病、心肌炎、心包炎、心肌病、心内膜炎等，由于心脏的窦房结和传导系统受病变的侵害，很容易发生心律失常，所以心律失常几乎见于各种类型的心脏病。

2）神经、内分泌系统调节紊乱，水、电解质失衡。心脏的神经和内分泌系统调节紊乱、心脏的离子平衡失调等；除心脏因素外其他各种原因引起的低氧血症介导的心肌乏氧、全身或心脏局部酸碱平衡的调节障碍等，这些因素都具备了心律失常的离子和代谢所必备的基础，形成心律失常的条件因素，因而常常诱发心律失常。

3）药物的影响。多种药物可以引起心律失常，比如非保钾利尿药、洋地黄类药物、肾上腺素、去甲肾上腺素、异丙肾上腺素、多巴胺、多巴酚丁胺、氨力农和米力农等。各种抗心律失常药物或者经过改变离子通道，或者稳定细胞膜，或者改变心脏的不应期，或者作用于心脏的受体，达到防止或终止心律失常的目的。但是，尤其值得注意的是抗心律失常药物本身也有致心律失常的作用，如果应用不当，也能介导心律失常，甚至死亡。

4）全身性或其他系统疾病，如神经系统疾病、内分泌系统疾病、代谢疾病、创伤、手术、心脏导管检查等都可以引起心律失常的发生。

5）正常人在情绪激动、惊吓、忧郁、饮酒、饮浓咖啡等情况下会发生窦性心动过速或期前收缩。健康的老年人比青年人更容易发生心律失常。一般来讲，人的一生总会有心律失常发生。

1.5.5 动脉硬化

动脉硬化是动脉的一种非炎症性病变，是动脉管壁增厚、变硬，失去弹性和管腔狭小的退行性和增生性病变的总称，常见的有：①动脉粥样硬化；②动脉中层钙化；③小动脉硬化（arteriolosclerosis）。动脉粥样硬化（atherosclerosis）是动脉硬化中常见的类型，为心肌梗死和脑梗死的主要病因。

下图为正常动脉、脂肪线、动脉粥样硬化、动脉粥样硬化局部症状、血管闭塞示意图。

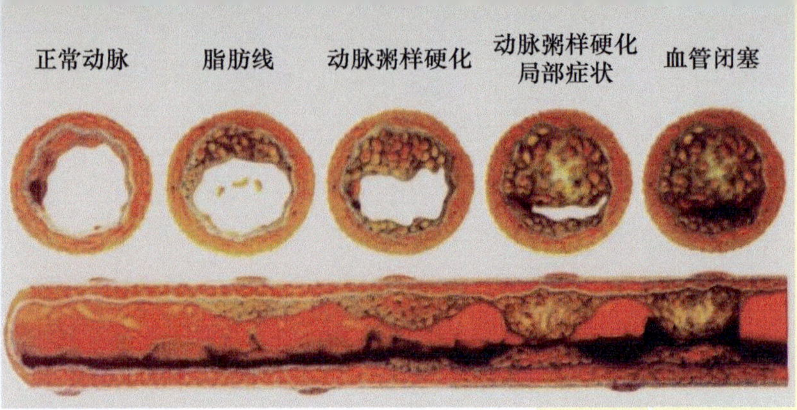

病因：

1）高血压。高压血流长期冲击动脉壁引起动脉内膜机械性损伤，造成血脂易在动脉壁沉积，形成脂肪斑块并造成动脉硬化狭窄。血压不控制，心肌梗死发生率约提高2～3倍，脑中风则约4倍。

2）高脂血症。血中脂肪量过高较易沉积在血管内壁形成斑块，造成动脉硬化狭窄。

3）糖尿病。糖尿病患者的脂肪代谢会出现问题，血液中运送脂肪的蛋白质（称脂蛋白）会产生变性，在运送过程中脂肪容易沉积在血管内壁形成脂肪斑块。

4）吸烟。香烟中的尼古丁、一氧化碳等会损伤动脉内壁，受伤的动脉内壁会卡住胆固醇，引起血小板堆积形成脂肪斑块。同时，吸烟也会引起冠状动脉收缩痉挛，减少血流量。

5）缺少运动。运动可以增加高密度脂蛋白，减少低密度脂蛋白，帮助身体把多余胆固醇从胆道与肠道排出体外，避免过剩胆固醇沉积在血管内壁。此外，运动可以促进血液循环，增加血管弹性，降低血压，消耗过剩热量，使身体脂肪比重减少，肌肉比重增加，而减轻体重。因此缺乏运动的人很容易得粥状动脉硬化。

6）肥胖。肥胖或体重过重的人，心脏负荷加重，血脂不正常的概率也较高，因而增加粥状动脉硬化风险。肥胖易促发高血压、糖尿病、高脂血症、胰岛素抵抗症候群。

7）过大压力。人会因为压力而增加肾上腺素的分泌，于是引起血压升高、心跳加快，伤害动脉血管内壁。

8）家族史。指的是基因上的因素，使某些人早期就发生动脉硬化疾病，其原因仍未明确。有的是严重高胆固醇血症，叠积在血液中，进而促发动脉硬化。有的是早发性高血压，或是容易发生血栓等。

1.6 中医治疗心脑血管病

中医学认为，心主神明。“心”，除指心脏本身外，还包括大脑的一部分功能；脑是元神之府，可见心和脑在理论上是一脉相承的，在疾病的治疗上，“脑心同治”是有历史渊源的。从西医上讲，大脑位于颅内，心脏位于胸腔内，两者相距“遥远”，有什么样的密切关系呢？首先说心脏，它在循环系统中占有重要位置，是生命的动力源，把氧等物质送到各个器官、组织和细胞里，维持人体正常的新陈代谢。在人体中，两个器官接受的血流量最大，一个是心脏本身，维持心脏自体血液循环的冠状动脉直接发源于主动脉根部，可以算是“近水楼台”，所以血流量非常大。第二个是脑，脑在神经系统中占有重要位置，是调节人体各器官功能的“指挥部”，也是人体最重要的器官之一。因此脑的血液流量和供应非常丰富，脑仅占人体重量的2%～3%，但是它的血液供应量却占全身血液量的20%。在疾病的发展过程中，心脑互相影响，互相制约，互为因果。

老年人心脑血管病成因，是由于上了年纪，肾气虚，脾虚。脾为气血生化的源头，脾虚进而出现气血虚弱，血要气来推动，气虚而不能推血，进而出现血液淤塞堆积，血管没有足够的气血供养而干燥枯萎失去弹性。如此恶性循环进而出现冠心病，出现脑萎缩、脑梗死。

古今中外历来提倡整体治疗和预防，可是由于疾病的重点靶器官不同，临床治疗学逐渐发展成为以专科为主的医疗模式。这种医疗模式有其优势，但从现在的临床实际看来，它又存在着许多不足之处：一个专科很难将心、脑、肾的疾病同防同治，而各脏器之间的疾病又往往相互关联。因此，提倡整体、全面的诊病、治病、防病思维是十分重要的。随着医学学科的发展，整体预防、治疗的观念日益受到重视，而历来把机体作为整体进行治疗的中医药，无疑将展示更大的魅力。

2 青钱柳与心脑血管疾病

2.1 青钱柳的降血压作用

青钱柳含有丰富的黄酮类物质及钾，两种物质均有显著降压的作用。青钱柳中黄酮能有效提高血液中一氧化氮（NO）、一氧化氮合酶（NOS）、心房钠尿肽（ANP）的含量及活性，从而达到降压的作用效果。另外，钾为胰岛素分泌、肌酸磷酸化作用、碳水化合物代谢和蛋白质合成所必需，对高血压和糖尿病患者极为重要。

美国加利福尼亚蒙特里心脏讨论会上的报告称，高血压的典型特征是动脉壁增厚，当给充足的钾后，即使高血压患者，动脉壁也不再增厚，是钾对血管有保护作用，从而降低了高血压病人中风的发生率。美国哈佛医学院医生研究认为，所吃食物每多含 1mg 钾，血压能下降 1 个百分点，如果能经常食用富含钾的食物，即使减少 75% 的降压药剂量，仍能很好地控制血压。

侯小利等在研究青钱柳叶总黄酮对自发性高血压大鼠（SHR）的降压作用中，采用无创尾动脉测压法观察青钱柳叶总黄酮对SHR收缩压（SBP）、舒张压（DBP）、心率（HR）、体重、脏器指数的影响，测定血常规及血清超氧化物歧化酶（T-SOD）、丙二醛（MDA）、谷胱甘肽过氧化物酶（GSH-Px）、一氧化氮（NO）、总一氧化氮合酶（TNOS）、心房钠尿肽（ANP）含量，观察SHR肾脏HE染色病理变化，肾小球电镜检查，核蛋白质Ki-67和血管内皮生长因子（VEGF）在肾脏中的免疫组化表达，左心室、主动脉和肾主动脉组织形态学变化。试验结果显示，青钱柳叶总黄酮低、中、高剂量组（3.0g/kg、6.0g/kg、12.0g/kg）能明显降低SHR的SBP和DBP，并对HR无明显影响；能够缓解左心室、肾脏、脾脏和主动脉病变，提高血红细胞（RBC）、血红蛋白（HGB）、GSH-Px、NO、TNOS含量；降低血浆ANP含量。对肾脏中Ki-67、VEGF的阳性表达有明显抑制作用，在某种程度上具有逆转SHR靶器官损害的作用。

刘晓霞等在对青钱柳降血压的研究中，将L-NAME（*N*-硝基-L-精氨酸甲酯）给药造模成功的40只高血压大鼠随机分为模型组，青钱柳低、中、高剂量组和卡托普利组，每组8只；另随机抽取空白对照组中的8只作为空白组，共6组。青钱柳给药组的剂量按低、中、高剂量组每只每天给予青钱柳叶水提物3.0g/kg、6.0g/kg、12.0g/kg（相当于生药剂量），卡托普利组每只每天给予卡托普利10mg/kg，空白组和模型组给予等量蒸馏水。连续给药6周。

利用无创血压测量分析系统（ALC-NIBP）测定清醒大鼠尾动脉血压。在安静环境中，将大鼠固定在固定器中，根据大鼠体型调节合适的鼠笼大小，待观察到良好的脉搏波形后，自动或人工充放气阻断脉搏，测定大鼠收缩压（SBP）和舒张压（DBP），取相差5～10mmHg内的3次测定结果，计算平均值。各组大鼠血压每周测定1次。试验结果见表14。

表14 青钱柳水提取物对高血压大鼠血压的影响表

组别	剂量（g/kg）	血压	基础	造模后	给药不同时段血压					
					1周	2周	3周	4周	5周	6周
正常	-	SBP	112.0	111.8	106.7	110.5	11.3	112.5	111.8	112.3
	-	DBP	85.4	84.4	84.0	82.9	85.7	85.2	85.2	86.5
模型	-	SBP	113.0	167.2	167.6	166.5	165.7	162.7	161.7	161.3
	-	DBP	86.6	127.0	127.4	126.0	124.6	122.0	120.7	102.8
青钱柳	3.0	SBP	114.0	167.3	164.7	162.6	159.8	153.7	147.6	135.2
		DBP	86.2	126.7	126.0	122.7	121.2	113.3	107.5	101.5
	6.0	SBP	111.6	167.3	164.7	162.1	160.3	156.1	147.7	134.0
		DBP	83.7	126.8	127.0	123.3	121.3	114.3	112.1	101.8
	12.0	SBP	111.1	169.9	166.7	162.2	159.7	154.6	146.2	134.0
		DBP	85.9	128.1	124.2	120.9	118.2	112.9	108.5	100.7
卡托普利	0.01	SBP	113.4	167.1	163.4	161.4	157.0	151.1	140.1	130.9
		DBP	84.9	125.4	122.1	119.6	116.1	112.8	107.8	99.5

试验结果显示，对L-NAME诱导高血压大鼠造模组，给予L-NAME 4周后，与空白组相比收缩压和舒张压有较大提高（$p<0.01$），说明造模成功，可用于高血压降压试验研究。与模型组比较，青钱柳

低、中、高剂量组给药2周后SBP开始下降，第2周至第6周的下降率在2.34%～16.92%（$p<0.05$或$p<0.01$）。卡托普利组给药1周后SBP开始下降，下降率在2.51%～8.85%（$p<0.05$或$p<0.01$）。与卡托普利组比较，青钱柳低剂量组给药6周后的SBP值高于卡托普利组（$p<0.05$），青钱柳中、高剂量组给药6周后的SBP与卡托普利组无差异。

2.2 青钱柳的降血脂作用

青钱柳含有多种能调节人体生理功能的有效成分，具有多种生理活性功能，是一种具有重要研究价值的珍贵植物。青钱柳多糖对脂肪酶活性有一定抑制作用，能够显著降低高脂血症动物的胆固醇和甘油三酯的值，降低血脂；青钱柳中所含的三萜类化合物能通过抑制胰脂肪酶活性有效控制脂肪的吸收，从而降低血脂水平，促进脂肪代谢；另外，青钱柳中含有多种微量元素，如硒等能有效地改善脂质代谢。因此，青钱柳具有一定的降血脂的作用，能起到防治一些疾病，如动脉硬化、脑中风、心肌梗死等的作用。

谢明勇等对具有高胆固醇血症模型的大鼠进行试验，观察青钱柳对动物血胆固醇的调节作用，结果表明，青钱柳可抑制大鼠血胆固醇的升高。青钱柳复方茶降低血脂、胆固醇有效率为66%，冠心病患者症状改善率为75%，心电图改善有效率为78%。Hiroshi Kurihara等对小鼠灌喂猪油和橄榄油，30min后给予青钱柳提取液，隔夜后取心血，检测甘油三酯和游离脂肪酸浓度，发现青钱柳提取液对甘油三酯的抑制率分别为 28.6% 和 24.1%，游离脂肪酸无明显差异；而青钱柳提取液体外抑制脂肪酶活性，IC_{50} 为 9.11μg/mL。

王文君以青钱柳多糖为研究对象，通过体内体外试验探讨青钱柳多糖降血脂和抗氧化作用；采用 RT-PCR 法探讨了青钱柳多糖对小鼠心、肝、脾、肾、肺及脂肪组织中过氧化物酶体增殖物激活受体γ（PPAR-γ）、脂肪甘油三酯酶（ATGL）mRNA 基因表达的影响；Western-blotting 法检测 PPAR-γ、ATGL 蛋白质表达差异。结果表明：①青钱柳多糖能极显著地降低高脂血症小鼠的 TC、TG、低密度蛋白（LDL）、血清脂肪酶（LPS）值（$p<0.01$），且能极显著提高血清中的高密度蛋白（HDL）水平（$p<0.01$），能显著升高血清非脂化脂肪酶（FFA）值。青钱柳多糖降低血清指标呈现一定的量效关系，以高剂量 400mg/（kg·天）最佳。②青钱柳多糖可显著提高小鼠心、肝、脾、肾和脂肪中 PPAR-γ、ATGLmRNA 其基因的表达。

黄明圈在青钱柳多糖降血脂作用的研究中，将青钱柳多糖高、中、低剂量每日分别用 300mg/kg、200mg/kg、100mg/kg，辛伐他汀阳性组 3mg/kg，对高血脂模型组灌胃。空白对照用等体积蒸馏水。连续 4 周。尔后禁食 12h，空腹眼眶静脉采血，测定小鼠血清 TC、TG、HDLC、LDLC 值。

（1）青钱柳多糖对脂肪酶活性的抑制作用

由表 15 可看出：消除空白，未加青钱柳粗多糖比加粗多糖实验组消耗 NaOH 多，分别为 3.35mL 和 2.33mL。说明脂肪酶水解的程度不一样，即脂肪酶活性产生差异。加入青钱柳粗多糖实验组消耗的 NaOH 最少，表明脂肪酶水解产生的脂肪酸减少，脂肪酶的活性受到抑制。因此，青钱柳多糖在体外试验中，对脂肪酶活性有一定的抑制作用。

表 15　青钱柳粗多糖对脂肪酶活性的抑制作用

	脂肪酶	不添加脂肪酶	粗多糖 + 脂肪酶	粗多糖不添加脂肪酶
NaOH（mL）	4.30	0.70	3.50	0.90
	3.95	0.65	3.00	1.00
	3.80	0.65	3.30	0.90
NaOH 平均用量	4.02	0.67	3.27	0.93

（2）青钱柳多糖对高血脂小鼠降血脂的影响

小鼠给药前、给药 2 周后、给药 4 周后的总胆固醇（TC）变化见表 16。由表 16 可看出：给药 2 周后，高、中、低剂量组，辛 + 中，辛组总胆固醇下降极显著（$p<0.01$），且高、中、低剂量组下降率呈一定的量效关系；给药 4 周后，各组胆固醇都持续有所下降，但下降幅度不大，可看出辛 + 中组总胆固醇下降率稍优于其他剂量组，说明多糖在一定程度上有辅助辛伐他汀降胆固醇的作用。

表 16　青钱柳粗多糖对高血脂小鼠降血脂的影响

级别	样本数	处理前	处理后 2 周	下降率（%）	处理后 4 周	下降率（%）
正常组	9	3.93±0.88	3.72±1.27**	5.34	3.88±0.71**	1.27
H	15	10.61±3.88**	4.37±1.44**	58.81	4.21±0.35**	60.32
M	14	8.98±1.71	4.34±0.58**	51.67	4.32±0.53**	51.89
L	13	8.23±1.63	4.87±1.55**	40.83	4.15±0.58**	49.57
ST+M	12	7.82±1.61	3.75±1.21**	52.05	3.05±0.44**	61.00
ST	14	8.91±2.41	3.97±0.91**	55.44	3.68±0.78**	58.70
模型组	12	9.46±1.79*	6.29±1.37	33.51	6.05±0.82	36.05

注：与模型组相比，$^*p<0.05$；$^{**}p<0.01$

（3）小鼠总甘油三酯给药前后的变化

小鼠给药前、给药 2 周后、给药 4 周后的甘油三酯（TG）变化见表 17。由表 17 可看出：各给药组与模型组在统计学上无差异，但在一定程度上还是有降 TG 的作用，且多糖组和辛伐他汀组药效相似。

表 17　小鼠总甘油三酯给药前后的变化

级别	样本数	处理前	处理后 2 周	下降率（%）	处理后 4 周	下降率（%）
正常组	9	1.97±0.50	1.83±0.93	7.10	1.88±0.21	4.57
H	15	1.97±0.49	1.58±0.65	19.80	1.26±0.34	36.04
M	14	1.57±0.39	1.39±0.70	11.46	1.15±0.59	26.75
L	13	2.38±0.37	1.59±0.34	33.19	1.57±0.37	34.03
ST+M	12	2.07±0.59	1.63±0.91	21.26	1.53±0.61	26.09
ST	14	1.46±0.59	1.24±0.91	15.07	1.03±0.17	29.45
模型组	12	1.56±0.58	1.40±0.33	10.26	1.49±0.25	4.49

（4）小鼠总高密度脂蛋白（HDL）给药前后的变化

小鼠给药前、给药2周后、给药4周后的高密度脂蛋白变化见表18。由表18可看出：给药2周后，各组都无明显变化，在统计学上无差异；但4周后，各给药组HDL都有明显上升，说明青钱柳多糖和辛伐他汀在调节高血脂模型动物的HDL时有一定的时效性。多糖各组间虽无一定的量效关系，但以高剂量组最佳，且其效果与辛伐他汀效果相似。在调节HDL上，青钱柳多糖对辛伐他汀有较大的辅助效果。

表18 小鼠总高密度脂蛋白给药前后的变化

级别	样本数	处理前	处理后2周	下降率（%）	处理后4周	下降率（%）
正常组	9	1.49±0.68	1.30±0.41		1.45±0.37	
H	15	1.30±0.49	1.44±0.42	10.77	2.03±0.42**	56.15
M	14	1.64±0.75	1.42±0.56		2.11±0.23**	28.66
L	13	1.44±0.56	1.22±0.58		1.89±0.46**	31.25
ST+M	12	1.13±0.39	1.11±0.32		1.99±0.58**	76.11
ST	14	0.93±0.67	0.96±0.45		1.45±0.46*	55.91
模型组	12	1.57±0.75	0.81±0.31	3.22	0.83±0.11	

注：与模型组相比，*$p<0.05$；**$p<0.01$

（5）小鼠总低密度脂蛋白（LDL）给药前后的变化

小鼠给药前、给药2周后、给药4周后的低密度脂蛋白变化见表19。由表19可看出：给药2周后，各给药组LDL都明显下降（$p<0.01$），且多糖组呈现一定的量效关系；给药4周后，多糖高中低组、辛伐他汀组较给药2周后无明显变化，辛伐他汀+中剂量

组却较 2 周前变化较大，但最终治疗效果并没有优于高剂量组。就 LDL 而言，青钱柳多糖有优于辛伐他汀的治疗效果。

表 19　小鼠总低密度脂蛋白给药前后的变化

级别	样本数	处理前	处理后 2 周	下降率（%）	处理后 4 周	下降率（%）
正常组	9	0.58±0.24	0.71±0.24**		0.68±0.11**	
H	15	4.84±0.50	0.63±0.22**	86.98	0.68±0.23**	85.95
M	14	2.92±0.84	0.60±0.31**	79.45	0.65±0.12**	77.74
L	13	3.23±1.12	0.79±0.56**	75.54	0.73±0.09**	77.40
ST+M	12	3.24±1.84	1.07±0.76**	66.98	0.64±0.15**	80.25
ST	14	3.05±1.76	0.72±0.48**	76.39	0.71±0.22**	76.72
模型组	12	4.46±1.64	2.72±0.50	39.01	2.93±0.51	34.30

注：与模型组相比，*$p<0.05$；**$p<0.01$

青钱柳粗多糖对脂肪酶活性抑制作用测定的原理是：根据脂肪酶催化脂肪水解，生成脂肪酸和甘油；产生的脂肪酸可用标准碱液滴定，从而做定量测定。在本研究中，对比未加青钱柳粗多糖实验组，加入多糖实验组消耗的 NaOH 减少，说明脂肪酶催化产生的脂肪酸减少，也可推断脂肪酶活性受到抑制。说明青钱柳多糖对脂肪酶活性具有一定的抑制作用，能减少体内游离脂肪酸的产生，即青钱柳多糖可能通过抑制脂肪酶活性降低血脂水平，从一定程度上也能预防心脑血管疾病的发生。

第四章

朱丹溪理论及其现代应用

朱丹溪名震亨，字彦修，因世居丹溪，故人称朱丹溪，或尊称为丹溪翁，被誉为一代医宗。生于公元1281年，卒于公元1358年，元代金华（今浙江省义乌市）人，金元四大医学家之一，倡导阳常有余、阴常不足学说，善用滋阴降火的方药，为“滋阴派”的创始人。

朱丹溪认为“阳有余阴不足”是指人体在正常情况下，即存在阳亢、阴亏的病理趋势，此论提出的目的，旨在教人时刻注意保护阴精，使“阴平阳秘”才能保护身体健康，颐养天年。丹溪的养生理论即是其“阳有余阴不足”在养生方面的具体运用。

丹溪养生注意滋阴降火、扶正祛邪、健脾益胃、排毒、节欲、养心等。

目前，人们将青钱柳叶、黑茶、普洱茶、罗汉果、金银花等经过科学配比制成各种饮品，均具有一定的滋阴降火、润肺止咳、增强人体免疫力等功效，在一定程度上传承了丹溪养生理论。

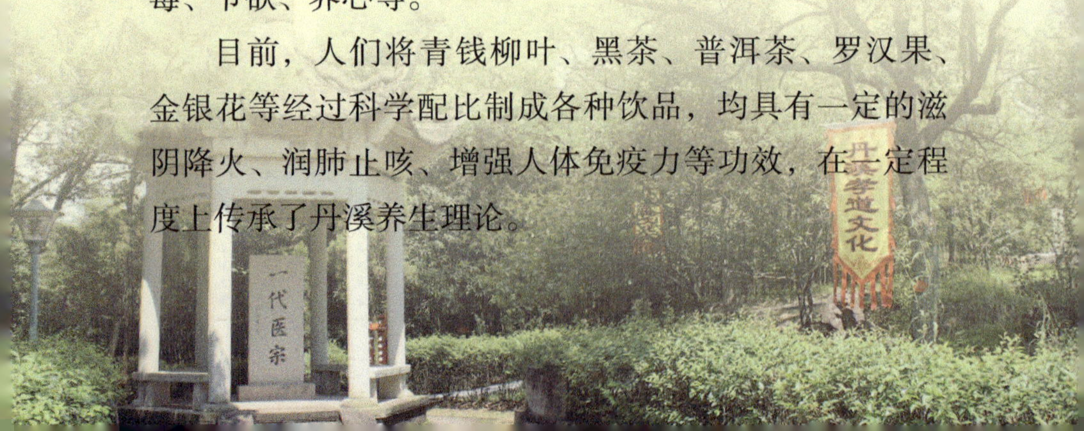

第一节

朱丹溪的养生理论

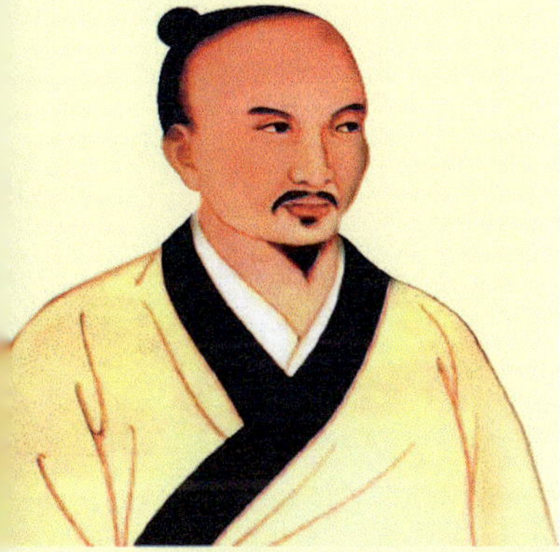

1 朱丹溪生平

朱丹溪名震亨，字彦修，因世居丹溪，故人称朱丹溪。朱丹溪自幼好学，曾日记千言。三十岁时母亲得脾疼，于是自学《素问》治好了母亲的疾病，四十岁科举不中继而奋发学医，并深入研究《素问》、《难经》等古典医籍。学了五年，便能临证。为了进一步提高医术，他外出浙江，走吴中、抵南徐、达建业，以访求名师，为了拜罗知悌为师，在老师家门口苦等三个月，终得老师所学。罗知悌是当时名医，世称太无先生，其学得刘完素之再传，旁通张从正、李杲二家学说。朱丹溪尽得其学，并有机会吸收三家学说之长，融会自己的

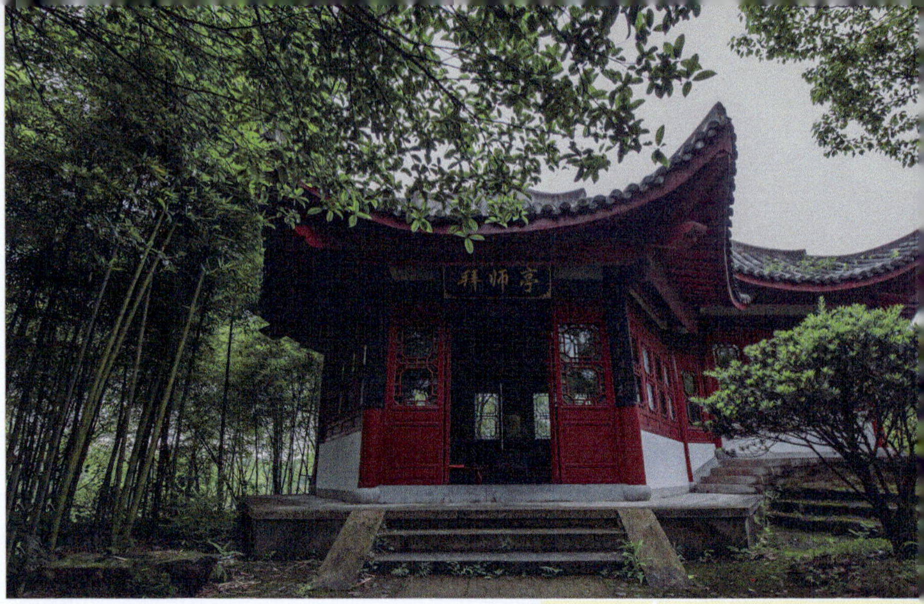

心得，提出独到的学术见解，自成一派。朱丹溪非常重视养阴，并创立了“滋阴派”学说。

2 丹溪学说的内容

2.1 阳有余阴不足论

阳有余阴不足论是丹溪对阴阳理论的基本观点，他的养生及治疗方法都是基于此观点的具体运用，丹溪此论是从以下几方面论述的：

以人体跟天象进行对比，认为天大为阳，而运于地之外，地居天之中为阴。日实也，亦属阳，而运于月之外，月缺也，属阴，禀日之光以为明者也。天地之间，天为阳，地为阴，天大地小；日为阳，月为阴，日常圆而月常缺，人与自然是统一的，故人亦阳有余而阴不足。

从人体生长、发育、衰老的过程中进行阐述，丹溪认为："人之生也，男子十六岁而精通，女子十四岁而经行，是有形之后，犹有待于哺乳水谷以养，阴气始成而可与阳气为配。"又曰："男子六十四岁而精绝，女子四十九岁而经断。"因此，阳有余而阴不足。

从哲学的动静关系进行论述，丹溪认为"天主生物故恒于动，人有此生亦恒于动"，"动易而静难"，认为宇宙间一切事物都处于无休止的运动之中，动是绝对的，主要的；静是相对的，次要的。按阴阳归类，动属阳，静属阴，故谓阳有余而阴不足。

又因为人身之相火易动，相火妄动则阴精髓随之而泄，致使阳有余而阴不足。由此可以看出，丹溪之为阳有余，主要是指人身之相火易于妄动，并不是指人身真阳有余；其所谓阴不足，也不是指人体真阴不足，而是指阴精难以生成而且容易亏损。

丹溪在医疗实践中，主张滋阴降火，而以降火为主，其意即阴虚为火旺所致，泻火即是救阴。临床上常见由于工作劳累或情欲不节，引动邪火耗精伤阴而致的阴虚阳旺之症。而另一方面，丹溪临证并不排除真阳不足与元气亏损，温阳补气之剂，也为其临证所常用。

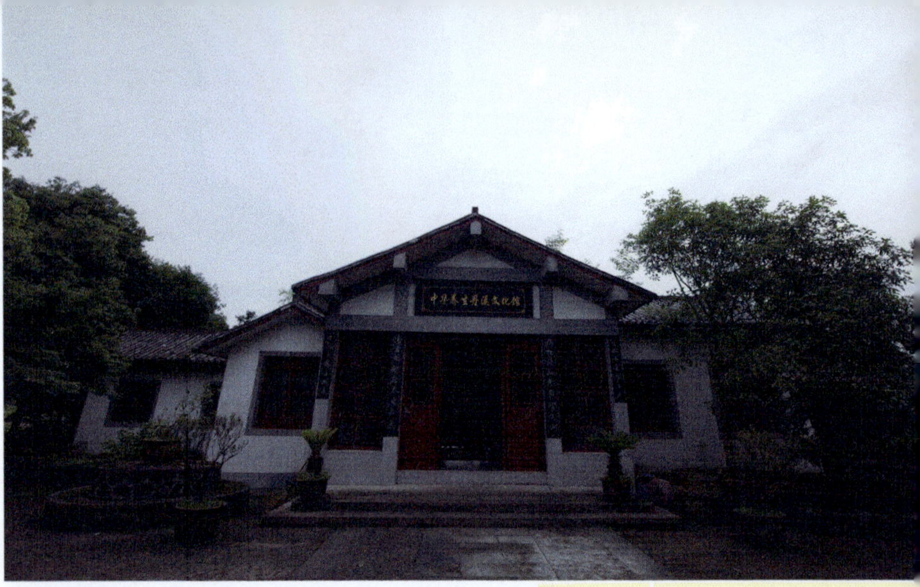

2.2 相火论

丹溪之相火论，是受宋代周敦颐太极图说的启发，结合内经少火、壮火之理论，吸取李东垣的阳火说。从而进一步从人体内部探讨刘完素火热论机理，创造性地发展了祖国传统医学的火热证治理论。主要包括以下几个方面：

2.2.1 相火的名称和部位

朱丹溪指出：“火内阴而外阳，主乎动者也。以名而言，形气相生，配于五行，故谓之君；以位而言，生于虚无，守为禀命，因其动而可见，故谓之相。”他首先指出，火的特征是内阴外阳，意即火是物质的燃烧，在内燃烧的物质属阴而在外发挥作用的火属阳，以此形象地比喻供给身体热能的营养物质和热能的关系。其中，“君火以名，相火以位”的提法，始见于《素问·六元纪大论》。对此，孙一奎在《医旨绪余》中解释说：“夫君火以名者，盖以君虽属火，然至尊无为，惟正火之名，故曰君火以名；相火以位者，盖相宣行火令而守位禀命，故曰相火以位，犹之宰相奉行君令，为职位所宜然也。”由此可以知道，“相火”是相对“君火”而言的，由于其听命于心，守位禀命，而其动又可见于外，故名之曰“相火”。

关于相火之位，丹溪认为，相火寄于肝肾二部。肝肾之阴悉具相火。同时，相火与胆、膀胱、心包络及三焦有密切关系。因为“胆者，肝之腑，膀胱者，肾之腑，心包络者，肾之配，三焦以焦言，而下焦司肝肾之分，皆因而下者也”。

2.2.2 相火之动于常

丹溪曰：“火内阴而外阳，主乎动者也，故凡动皆属火。”相火生于虚无，有名无形，但人体之生命活动离不开相火。“天主生物故恒于动；人有此生亦恒于动，其所以恒于动，皆相火之为也。”意思是人的生命源于相火之动，相火是人身之动气，造化之枢机，生命之源泉，“天非此火不能生物，人非此火不能有生。”这是因为相火能温百骸、养脏腑、充九窍，所以亦称之为元阳、真阳、真火。但丹溪认为，相火之动于常是有条件的，必须本于五脏之火皆动而中节的前提下，这就要求人们能够遵道主静的思想养生，即“人心听命乎道心”。

2.2.3 相火之动于妄

相火之动应该有度，相火妄动则“变化莫测，无时不有，煎熬真阴，阴虚则病，阴绝则死”。因此，妄动之相火最易伤耗人体阴津，而致阴虚之各种病症。所以，丹溪认为妄动之相火是元气之贼。“相火为元气之贼”之说，出于李东桓的饮食劳倦论，朱丹溪又进而加以阐述。朱丹溪的“人非此火不能有生”与“相火为元气之贼”的观点，曾引起后世张景岳等人的反对。实际上，丹溪言人非此火不能有生，乃言相火之常；相火为元气之贼，则言其变。丹溪所言之相火之变，亦即后世张景岳所言之“邪火”，只是张景岳的命名，使人更易于认识此火的性质，而其实质是相同的。

朱丹溪还认为，相火之运动是受心火支配的，相火妄动与否，与心火有直接的关系，若心火安宁，则相火“动皆中节”，发挥它的正常机能，若五性感物，则心火易动，心动则相火亦动。所以，必须以周敦颐的“中正仁义而主静”和朱熹的“使道心常为一身之主”来节制，保持静心寡欲，防止相火因情欲扇动而妄动，这是朱丹溪吸收了宋元理学观点而得出的认识，可见其受理学影响之痕迹。

2.2.4 相火妄动之治疗

朱丹溪对于相火妄动病症，治疗主要采用滋阴降火法，因阴虚可导致火旺，火旺则使阴液更伤。所以，丹溪治疗相火妄动，滋阴必兼泻火，若阴精亏虚，相火偏亢者，丹溪治以大补阴丸，用知柏泻相火，地黄、龟板、猪脊髓滋阴精，俾使其阴得养，相火自泄。若阴血亏虚，相火偏亢者，丹溪治以四物汤加降火药，知柏之类。丹溪还提出一种治法，即以附子末津调，塞涌泉穴，以达引妄动之相火归于下之效。丹溪的这些治法，虽不甚完善，但在相火证治上独辟蹊径，对后世有相当的影响。

丹溪之相火论，虽短短千字，但有理有据，深入浅出，言简意赅，颇有创建，其与“阳有余阴不足论”相辅相成，共同构成了丹溪学说的核心。

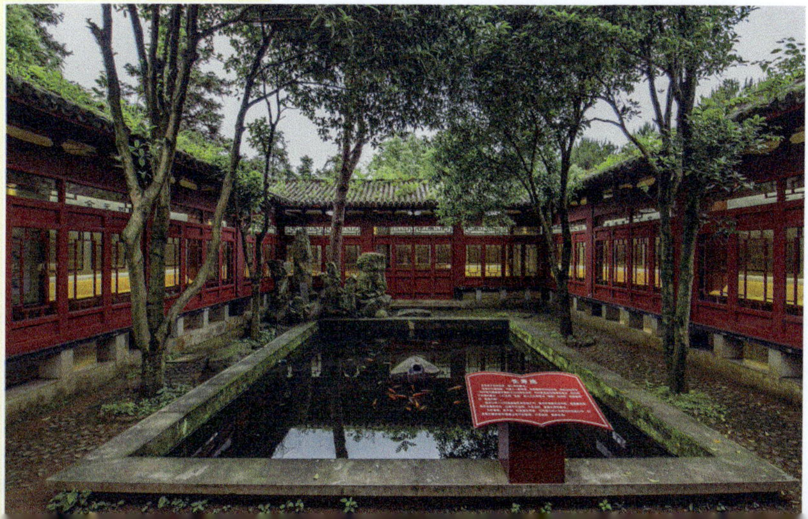

2.3 阴升阳降说

阴阳的升降有阳升阴降的一面，历代医家多以阳升阴降立说，李东桓曾论阳升阴降，而特重阳气的升发。朱丹溪接受了李东桓的观点，在论治阳气不升时，也主张用阳升益气。然而，朱丹溪又以“阴阳比和”为出发点，阐明了阴升阳降的问题，因为要达到“阴阳比和”，则必须以阴升阳降为基本条件，这对东桓学说无疑是一个重要的补充。他从三个方面论述了阴升阳降的观点。

1）以气血言，丹溪指出，气为阳宜降，血为阴宜升，一升一降，无有偏胜，是谓平人。这种“气宜降血宜升”理论，与先前医家所述，颇有不同。

2）以水火言，丹溪在《格致余论·房中补益论》中指出：“心为火居上，肾为水居下。水能升而火能降，一升一降，无有穷已，故生意存焉。”意即水火升降是维系生命活动的重要保证。这与其“相火论”是一脉相承的，若此居于上之心火妄动而不降，则引动肝肾之相火，破坏了水火之正常升降，便产生“相火妄动”之危害。

3）以脏腑言，丹溪在《格致余论·臌胀论》中指出：“心肺，阳也，居上；肝肾，阴也，居下；脾居中，亦阴也，属土……脾具坤静之德，而有乾健之运。”故能使心肺之阳降，肾肝之阴升，全赖脾之运转功能正常，这是丹溪对阴阳升降学说的独到见解。

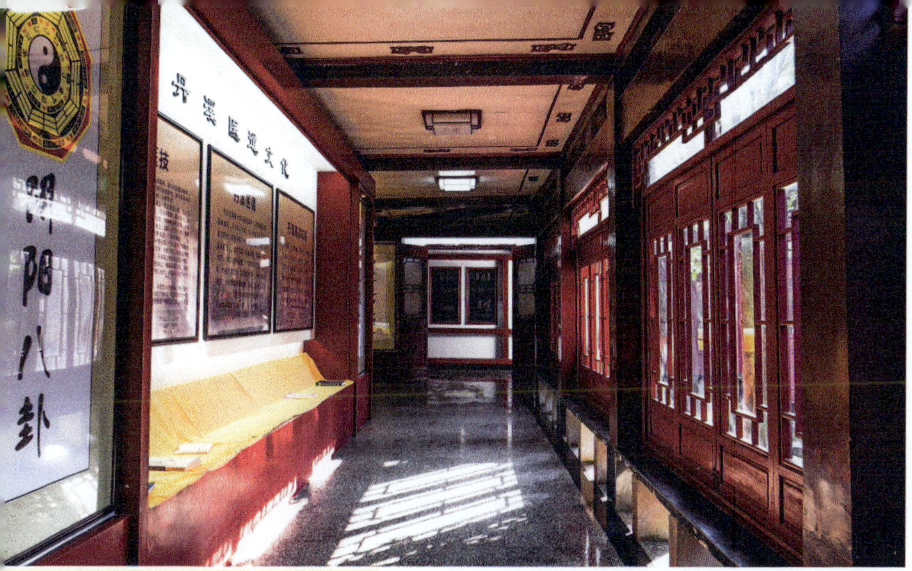

因此，丹溪在治疗疾病时，极重脾土之阴而助其转输，对于阴虚阳盛则重视“补阴抑阳”，滋补阴血，抑泄阳气而达阴升阳降、阴阳比和。

阴升阳降的观点，不仅与“相火论”、“阳有余阴不足论”密切相关，而且也是丹溪认识人体生理、病理及疾病诊断、治疗的重要依据，是丹溪学术思想的重要组成部分。

3 丹溪养生理论

前面提到，丹溪之“阳有余阴不足”是指人体在正常情况下，即存在阳亢、阴亏的病理趋势，此论提出的目的，旨在教人时刻注意保护阴精，使“阴平阳秘”才能保护身体健康，颐养天年。丹溪的养生理论即是其“阳有余阴不足”在养生方面的具体运用。

丹溪对于幼儿、壮年及老年人都提出了相应的养生理论。

3.1 成年之前的养生方法

在《慈幼论》中，丹溪亦有论述：“小儿十六岁以前，禀纯阳气，为热多也。”热盛则阴亏，因而，小儿“惟阴长不足”，基于以上认识，丹溪提出了如下的小儿养护方法。

首先，在衣着方面，认为：“童子不衣裘帛，前哲格言……裳，下体之服；帛，温软甚于布也。”因为“下体属阴，得寒凉则阴易长，得温暖之服，恐妨阴也”。其言小儿饮食宜忌时还指出：“若稠粘干硬，酸咸甜辣，一切鱼肉、木果、湿面、烧炙煨炒，但是发热难化之物，皆宜禁绝。”因为发热难化之物进入人体，必致伤阴，故当忌之，而生栗味咸，干柿性凉，故可为养阴之助。

丹溪还认为，母亲在怀孕期和哺乳期的身体状况，对小儿的影响亦不可忽视，因为“饮食下咽，乳汁便通，情欲动中，乳脉便应，病气到乳，汁必凝滞，儿得此乳，疾病立至，不吐则泻，不疮则热，或为口糜，或为惊搐，或为夜啼，或为腹痛”。

而怀孕期间，“儿之在胎，与母同体，得热则俱热，得寒则俱寒，病则俱病，安则俱安”。因此，要保证小儿的身体健康，“母之饮食起居，尤当慎密”。

小儿下身衣服不可穿着过多，母亲注意自己的饮食，这是丹溪理论成年前养生的基本观点。

3.2 青壮年时的养生方法

许多人认为壮年不需要养生，然而，丹溪不这样认为。壮年时期，正值血气方刚，精力充沛，也是最容易受到物欲干扰的时候。丹溪认为：“心君火也，为物所感则易动，心动则相火亦动，动则精自走，相火翕然而起，虽不交会，亦暗流而疏泄矣”。既然人之阴气难

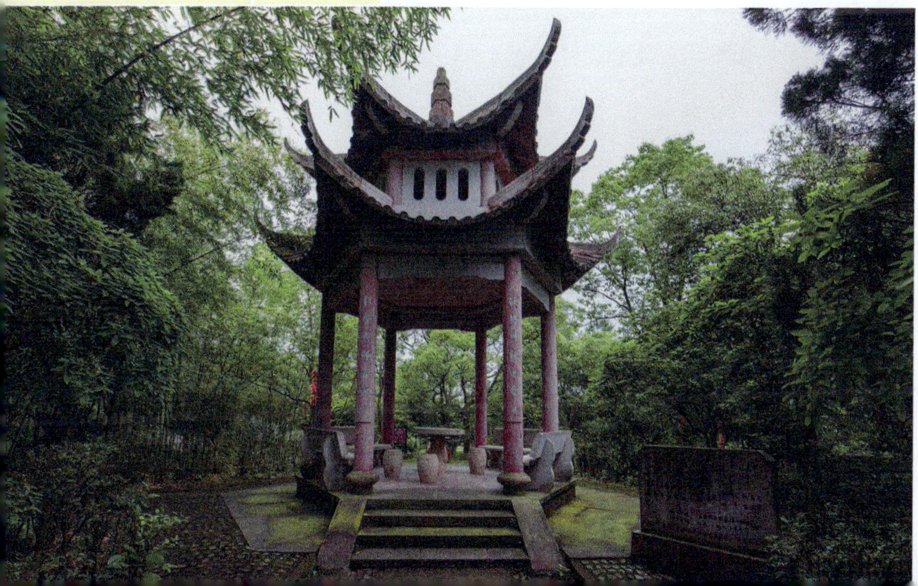

成于前而易亏于后，再加上人之情欲无涯，此难成易亏之阴气就更不能满足人体活动之需要。因此，丹溪主张静心节欲，使心主不为物欲所迁、情欲所动，即“不见所欲，使心不乱”。不使“温柔之盛于体，声音之盛于耳，颜色之盛于目，馨香之盛于鼻”。这是控制火动伤阴的重要环节。“君火不妄动，相火惟有禀命守位而已，焉有燔灼之虐炎，飞走之狂势”？

另外，丹溪还吸收了儒家的养生观点，教人正心、收心、养心，使“人心”服从于“道心”的支配。通过精神意识调节，理智地控制各种欲望。在男女之间，要“成之以礼，接之以时”。不要徇情纵欲。在饮食方面，要“淡薄是谙，日节饮食”。不要为口伤身，尤其是注意“莫犯四虚”，这样才能保证健康无病。

节欲、养心是青壮年最好的养生方法。

3.3　老年时期的养生方法

丹溪非常重视老年养生。丹溪认为，老年人多阴精耗损，阴不足以配阳，衰阳的征象亦多为热症。“人生至六十、七十以后，精血俱耗，平居无事，已有热症。何者？头昏、目眵、肌痒、溺数、鼻涕、牙落、涎多、寐少、足弱、耳聩、健忘、眩晕、肠燥、面垢、发脱、眼花、久坐兀睡、未风先寒、食则易饥，笑则有泪，但是老境，无不有此”。丹溪还认为：“老人内虚脾弱，阴亏性急。内虚胃热则易饥而思食，脾弱难化则食已而再饱，阴虚难降则气郁而成疾，至于视听言动，皆成废懒，百不如意，怒火易炽。”

基于老人这种阴亏血少、痰火壅盛的现象，丹溪指出，老人应慎用乌附丹剂。“夫血少之人，若防风、半夏、苍术、香附，但是燥剂且不敢多，况乌附丹剂乎”？在饮食方面，更应注意：“奚止乌附丹剂不可妄用，至于好酒腻肉，湿面油汁，烧炙煨炒，辛辣甜滑，皆在所忌。”

老年人的养生与其子孙的赡养有很大的关系。所以，丹溪好指出，后辈不应一味姑息迁就老人的饮食嗜欲，而应该从老人的健康考虑，开导、说服老人注意饮食宜忌，保护身体健康。“为人子孙，必先开之以义理，晓之以物理，旁譬曲喻，陈说利害，意诚辞确，一切以敬慎行之，又次以身先之，必将有所感悟而无捍格之逆矣。吾子所谓绝而不与，施于有病之时，尤是孝道。若无病之时，量酌可否，以时而进，某物不食，某物代之，又何伤于孝道乎”？

丹溪在医学实践中体会到，老年人虽然脾肾俱虚，但补养之法，应是“补脾”为主。这是因为：“脾得温则易化而食味进，下虽暂虚，亦可少回”。因此提出：“补肾不如补脾”。这种观点正与宋代严用和之“补脾不如补肾”相矛盾，引起了后世的争议。其实，年老之人，脾肾俱虚，所以，单用补脾、补肾都有局限性，应兼用补中益气法和温阳益气法以脾肾双补以收效。正如明·李中梓所云：“补肾理脾，法当兼行，然方欲以甘寒补肾，其人食减，恐不利于脾；方欲以辛温快

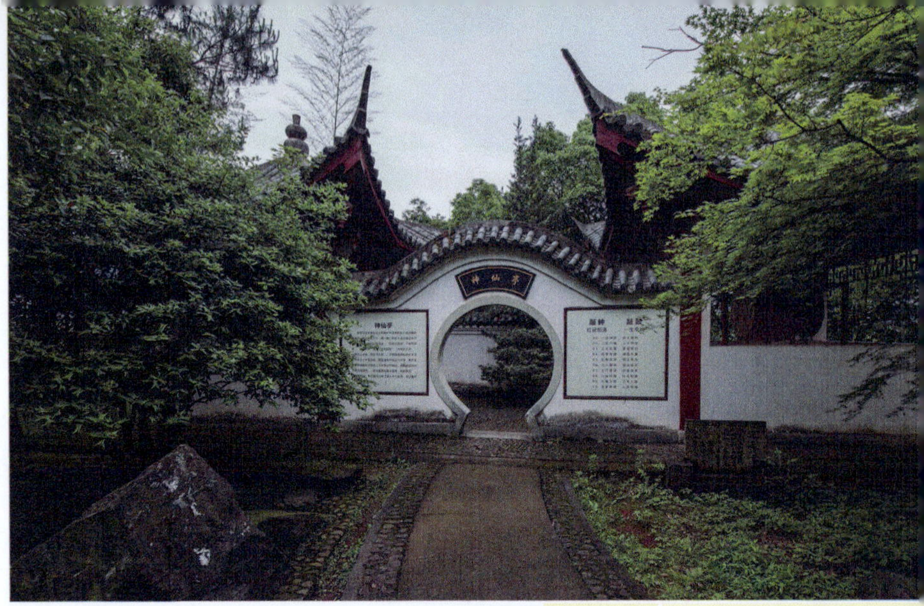

脾，其人阴伤，又恐愈耗其水，两者并衡而较重脾者，以脾土上交于心，下交于肾故也。若肾大虚，而势困笃者，又不可拘。”

因此，补益脾肾，滋阴降火，扶正祛邪是老年人所要遵循的养生方法。

3.4 茹淡饮食

除了上述滋阴降火、补益脾肾、扶正祛邪之外，茹淡饮食是丹溪强调的养生方法之一。民以食为天，人生离不开饮食，而饮食当与不当，与人身健康关系密切，所谓得谷者昌、绝谷者亡就是这个意思。

丹溪在《格致余论·饮食箴》中指出："山野贫贱，淡薄是谙，动作不衰，此身亦安。均气同体，我独多病。"此失在于"为口伤身"，故须审慎饮食，饮食的要诀，在于"茹淡"。"淡"指自然清淡的天赋之物。

丹溪认为，味有出于天赋的，也有成于人为的。天赋之味养阴，而人火之味伤精。"天之所赋者，若谷、菽、菜、果，自然冲和之味，有食人补阴之功……人之所为者，皆熟饪、调和偏厚之味，有致疾伐命之毒"。然而，自然冲和之味，并非没有五味之区别，如"大麦与粟之咸，粳米山药之甘，葱薤之辛"。若能用这些自然之物加以调和，而有所节制，则仍不失清淡冲和之性质，因此，"茹淡"也须五味调和，才能长养脏腑，充实气血。

丹溪认为，粳米与菜同进，是较理想的食物。"粳米甘而淡者，土之德也，物之属阴而最补者也。惟可与菜同进，经以菜为充者，恐于饥时顿食，或虑过多，因致胃损，故以菜助其充足，取其疏通而易化，此天地生物之仁也"。

现代医学亦认为，很多疾病因素与饮食过于肥美有关。如高血压、动脉硬化即与饮食有密切的关系，若食物中动物脂肪含量过多或饮食过热，热量摄取过多等，都可导致血液中胆固醇含量增加，血液粘滞度增大，久而久之，胆固醇沉积在血管壁上，造成动脉硬化、血压增高等一系列病症，严重的还可危及生命。除此之外，痛风、糖尿病等疾病与饮食亦有很大的关系。

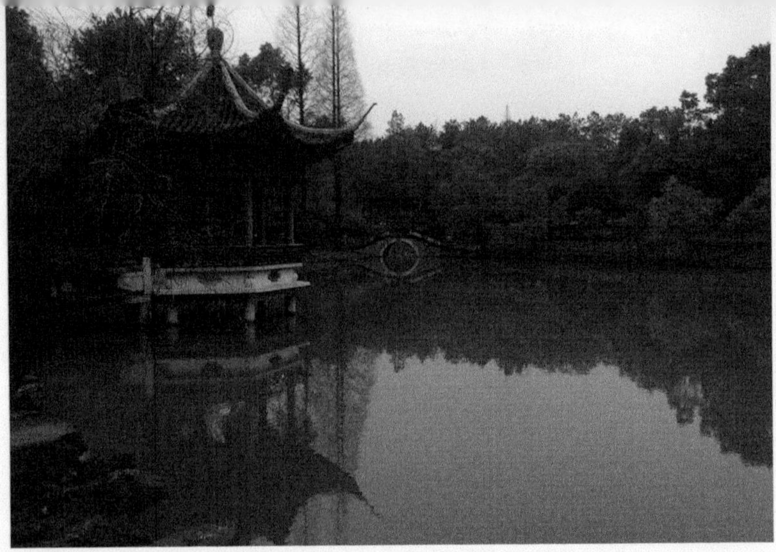

醇酒虽然清香味美，活血行气，既适于口，亦宜于体，但其大热大毒，所以，丹溪认为，醇酒宜冷饮。冷饮对人体的益处有三："若是醇者，理宜冷饮，过于肺入于胃，然后渐温肺，先得温中之寒，可以补气，一益也；次得寒中之温，可以养胃，二益也；冷酒行迟，传化以渐，不可恣饮，三益也。"更重要的是，饮酒要适量，若恣饮过度，"其热内郁，肺气得热，心大伤耗。其始也病浅，或呕吐，或自汗，或疮痍，或鼻查，或自泄，或心脾痛，尚可发散而去之。若其久也。为病深矣，为消，为渴，为内疽，为肺痿，为内痔，为鼓胀，为失明，为喘哮，为劳嗽，为癫痫，亦为难明之病，倘非具眼，未易处治，可不谨乎"？所以，醇酒不但宜冷饮，且不可恣饮，千万别饮酒过度。否则，对人体反而有较大的伤害。

第二节

朱丹溪养生理论的现代应用

朱丹溪是金元四大医学家之一，倡导阳常有余，阴常不足说，创阴虚相火病机学说，善用滋阴降火的方药，为“滋阴派”的创始人。朱丹溪作为一代医宗，不仅医术高超，医德也十分高尚。丹溪养生理论至今仍为广大养生爱好者所学习。

朱丹溪认为，阳常有余，阴常不足，因此滋阴是养生的基础。前面提到，丹溪之“阳有余阴不足”是指人体在正常情况下，即存在有阳亢、阴亏的病理趋势。此论提出的目的，旨在教人时刻注意保护阴精，使“阴平阳秘”才能保护身体健康，颐养天年。

朱丹溪在实践中体会到，老人虽然脾肾俱虚，但补养之法，应是“补脾”为主。这是因为，“脾得温则易化而食味进，下虽暂虚，亦可少回”。因此提出：“补肾不如补脾”。这种观点与宋代严用和之“补脾不如补肾”相矛盾，引起了后世的争议。其实，年老之人，脾肾俱虚，所以，单用补脾、补肾都有局限性，应兼用补中益气法和温阳益气法以脾肾双补以收效。

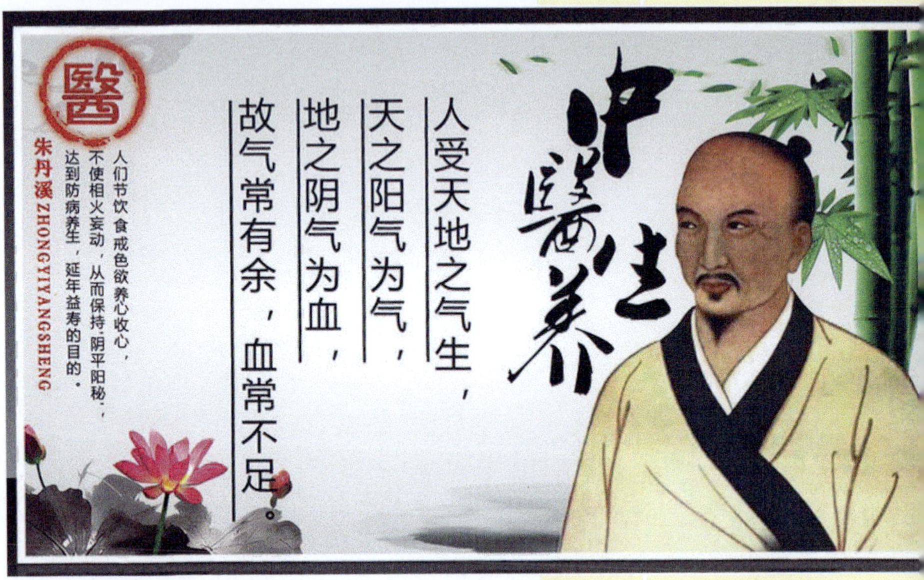
中医养生
人受天地之气生，
天之阳气为气，
地之阴气为血，
故气常有余，血常不足。
醫
人们节饮食戒色欲养心收心，
不使相火妄动，从而保持'阴平阳秘'，
达到防病养生，延年益寿的目的。
朱丹溪 ZHONGYIYANGSHENG

青钱柳叶、黑茶、普洱茶、罗汉果、金银花等经过合理配制后，制成的饮品均具有一定的滋阴降火、润肺止咳、增强人体免疫力等功效，在一定程度上传承了丹溪养生理论。

1 青钱柳

青钱柳是我国独有的珍稀物种，被誉为植物界的大熊猫，人类健康第三棵树。青钱柳对糖尿病、心脑血管疾病的防治效果与其含有黄酮、多糖、三萜、酚酸、无机元素和氨基酸等多种活性物质密切相关。

从青钱柳叶中分离得到的黄酮类化合物主要有山柰酚、槲皮素、异槲皮素，以及相关黄酮苷类化合物。黄酮类成分在人类饮食结构中占有重要的地位，其摄入量与癌症及心脑血管等疾病的发生有着密切的关系。黄酮类化合物具有保肝、扩冠、抗炎、降低血管脆性、解除痉挛、增强心脏收缩，有一定程度的抗菌及抑制肿瘤细胞等作用。青钱柳黄酮具有良好的降血糖效果。

青钱柳含有丰富的多糖类成分，青钱柳多糖类具有非细胞毒作用和良好的降血糖效果。

从青钱柳中分离得到的三萜包括青钱柳苷 A、青钱柳苷Ⅰ、青钱柳苷Ⅱ、青钱柳苷Ⅲ等。青钱柳叶中的五环三萜成分分别为：2α-羟基熊果酸、青钱柳酸 A、青钱柳酸 B 和 arjunolic acid。其中 arjunolic acid、青钱柳酸 A、青钱柳酸 B 均为齐墩果烷型五环三萜类化合物，2α-羟基熊果酸为乌斯烷型五环三萜类化合物。青钱柳中的三萜还有齐墩果酸、乌苏酸和 epikatonic acid 三个三萜类成分。此外，还从青钱柳叶中分得两种青钱柳苷 B 和青钱柳苷 C。

青钱柳中的酚类化合物，分别为原儿茶酸、香草酸、反式对羟基桂皮酸、岩白菜内酯、3′-*O*-（E-4-coumaroyl）-quinic acid、5,7-*O*-（E-4-coumaroyl）-quinic acid 和 4-羟基-3-甲基苯甲酸、没食子酸、儿茶素和苯甲酸。

青钱柳中不仅含有人体必需的钾、钙、镁、磷等常量元素，而且还含有对人体保健有重要作用的微量元素锰、铁、铜、铬、锌、硒、钒、锗等。其中钾、钙、镁含量高于3000μg/g，锰、铁的含量在100～1000μg/g之间，锌、铜、钠、镍的含量为10～100μg/g，尤其是锌的含量（67.8μg/g）比较高。铬、硒、钒的含量分别为4.80μg/g、0.68μg/g和5.66μg/g。与糖代谢和胰岛素作用密切相关的元素镍、铬、钒、硒的含量较高，其中铬、镍、钒的含量大约为茶叶的10倍，而硒的含量还略高于紫阳富硒茶中硒的平均含量（0.6μg/g）。在青钱柳的降血糖、降血压和降血脂等功能方面，上述元素可能起到了重要作用。此外，青钱柳中还含维生素A、维生素E、蒽醌、内酯、胡萝卜素及胡萝卜苷、β-谷甾醇、咖啡因、棕榈酸、硬脂酸、肌醇等化合物。

2 黑　茶

黑茶来源于山茶科茶属湖南安化云台山大叶种［*Camellia sinensis*（L.）O. Kuntze c. v. Yuntaishanesis］，具有生津解渴，化腻健胃，降脂瘦身，御寒提神，杀菌止泻等功效。黑茶中含有的一朵金花被证实只在千年的野生灵芝上才有发现，这是黑茶在发酵过程中产生的一种对人体非常有益的益生菌——冠突散囊菌。

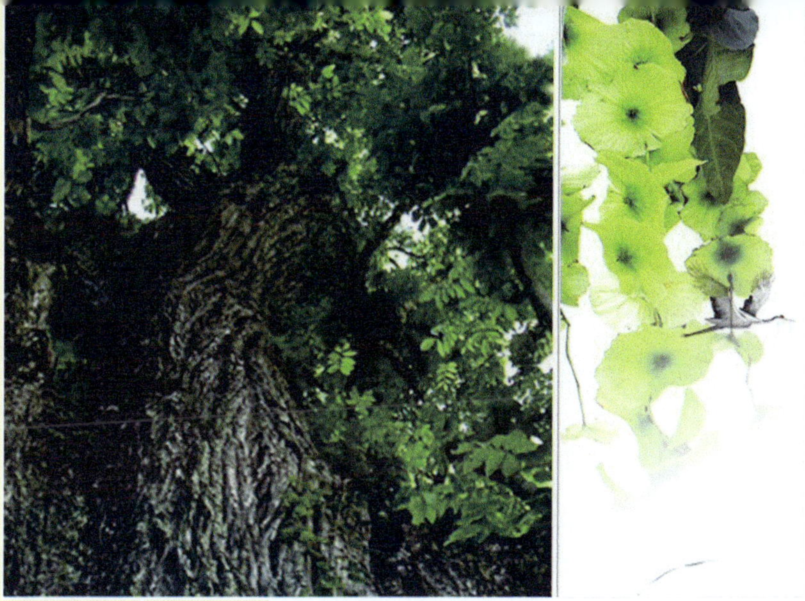

据史料记载，成吉思汗在远征时随军就带有黑茶，部队将士服用黑茶后个个身强体壮；伟大领袖毛主席一生有四大爱好，平时饮用黑茶就是其爱好之一。

现代药理学表明黑茶具有的功效如下。

1）降血脂、降血糖。黑茶对脂肪代谢直接关联的 PPARa（过氧化物酶体增殖物激活受体 a）有较强的激活作用，可以控制高脂血症的形成；可以抑制前脂肪细胞的分化，阻止脂肪的形成与积累；可以抑制脂肪合成酶的活性，抑制外源脂肪的吸收与体内脂肪的合成；

可以抑制唾液淀粉酶的活性，阻止摄入体内的碳水化合物吸收与转化为葡萄糖，切断脂肪合成的能量基础；可以调节人体脂肪代谢与糖代谢平衡，起到调控血脂血糖的协同效果。

2）防癌抗癌。黑茶具有平衡人体代谢机能、增强细胞活力功效，可在一定程度上抵御癌细胞的扩散、抑制癌细胞的生长。

3）助消化。黑茶中的咖啡因、维生素、氨基酸、磷脂等有助于人体消化，调节脂肪代谢。咖啡因的刺激作用更能提高胃液的分泌量，从而增进食欲，帮助消化。

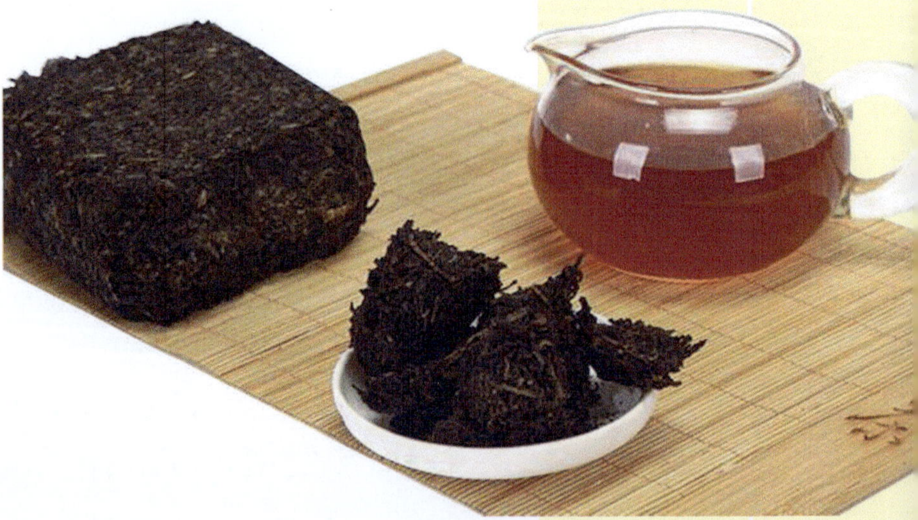

4）抗氧化，延缓衰老。黑茶中的儿茶素、茶黄素、茶氨酸和茶多糖，尤其是含量较多的复杂类黄酮等物质都具有清除自由基的功能，因而黑茶具有一定的抗氧化、延缓细胞衰老的作用。

5）杀菌消炎。黑茶汤中的主要组成成分是茶黄素和茶红素。研究表明，茶黄素不仅是一种有效的自由基清除剂和抗氧化剂，还对肉毒芽杆菌、肠类杆菌、金黄色葡萄球菌、荚膜杆菌、蜡样芽孢杆菌有明显的抗菌作用。

6）利尿解毒。黑茶中咖啡因的利尿功能是通过肾促进尿液中水的滤出率来实现的。同时，咖啡因对膀胱的刺激作用既能协助利尿，又有助于醒酒，缓解“酒精中毒”。

3 普洱茶

来源于山茶科山茶属的普洱茶［*Camellia sinensis* var. *assamica*（Mast.）Kitamura］，具有清胃生津、消食化痰、解酒解毒、利尿散寒、止咳化痰、降低血脂胆固醇等功效。

现代药理学研究表明普洱茶具有以下作用：

1）降脂、减肥、降压、抗动脉硬化。长期饮用普洱茶能使胆固醇及甘油三酯减少，所以长期饮用普洱茶具有一定的治疗肥胖症的功效。饮用普洱茶能引起人的血管舒张、血压下降、心率减慢和脑部血流量减少等生理效应，所以对高血压和脑动脉硬化患者有一定的治疗作用。

2）养胃、护胃。在适宜的浓度下，饮用平和的普洱茶对肠胃不产生刺激作用，黏稠、甘滑、醇厚的普洱茶进入人体肠胃形成的膜附着在胃的表层，对胃产生有益的保护层，长期饮用普洱茶可以起到护胃、养胃的作用。

3）消炎、杀菌、治痢。普洱茶中的茶氨酸可以增强人体抵御感染的能力。

4）抗衰老作用。普洱茶中有茶多酚、咖啡因等物质，能增强人体心肌活动和血管的弹性，抑制动脉硬化，减少高血压和冠心病的发病率，增强免疫力，从而达到抗衰

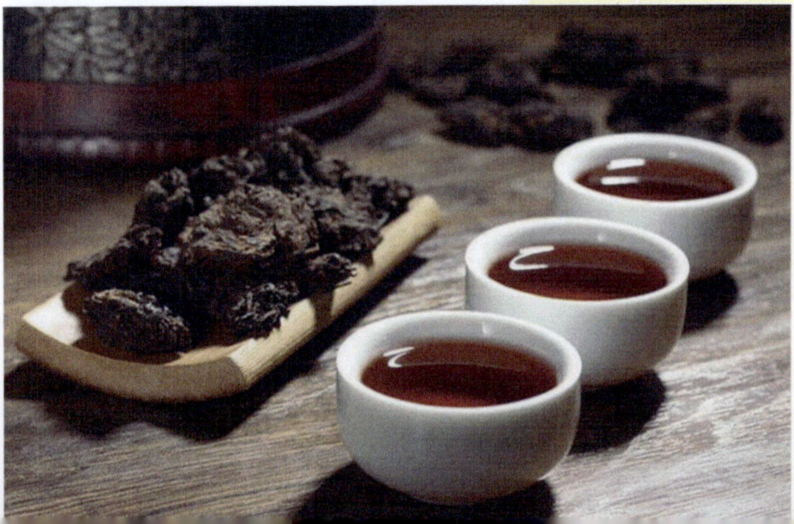

老作用。

4 罗 汉 果

来源于葫芦科植物罗汉果［*Siraitia grosvenorii*（Swingle）C. Jeffrey ex A. M. Lu et Z. Y. Zhang］的干燥果实，具有清热润肺，利咽开音，滑肠通便等功效。

罗汉果含罗汉果苷（mogroside），较蔗糖甜300倍；另含果糖、氨基酸、黄酮等。果中含非糖甜味的成分，主要是三萜苷：罗汉果苷Ⅴ及罗汉果苷Ⅳ，罗汉果苷Ⅴ的甜度是蔗糖（srcrose）的256～344倍，罗汉果苷Ⅳ的甜度为蔗糖的126倍，不过，有的苷类则不呈甜味；次要的是D-甘露醇（D-mannitol），其甜度为蔗糖的0.55～0.65倍。罗汉果还含大量葡萄糖（glucose）、果糖（fructose），又含锰、铁、镍、硒、锡、碘、钼等26种无机元素，蛋白质，维生素C（vitamin C）等。种仁含油脂41.07%，其中脂肪酸有：亚油酸（linoleic acid）、油酸（oleic acid）、棕榈酸（palmitic acid）、硬脂酸（stearic acid）、棕榈油酸（palmitoleic acid）、肉豆蔻酸（myristic acid）、月桂酸（lauric acid）、癸酸（decanoic acid）。种仁处细胞排列成环，内表皮为1列扁小细胞，胚乳细胞1～2列，子叶细胞含脂肪油滴。

现代药理学研究表明罗汉果具有：

1）抑菌消炎作用。罗汉果能抑制变形链球菌的生长、产酸和对玻棒的粘附，具有较强的抑菌活性。

2）抵抗糖尿病的部分症状。罗汉果能显著降低糖尿病模型血红素氧合酶-1、锰超氧化物歧化酶和谷胱甘肽过氧化物酶的活性，抑制血红素氧合酶-1 和锰超氧化物歧化酶 mRNA 表达，增加血清 HDLC 水平，上调肾血红素氧合酶-1 和锰超氧化物歧化酶 mRNA 的表达，激活肝抗氧化酶，减少糖尿病大鼠的尿白蛋白和尿量，减轻糖尿病肾病的部分症状。

3）调节免疫功能。罗汉果中的多糖能明显增加小鼠胸腺、脾脏等免疫器官的重量和小鼠腹腔巨噬细胞吞噬鸡红细胞百分率及吞噬指数，提高血清溶血素水平，增加淋巴细胞转化率，提高免疫功能。

4）抗癌作用。罗汉果对肿瘤启动子 TPA 诱导的 EB 病毒早期抗原具有一定的抑制作用。

5）保肝降酶作用。罗汉果甜苷对小鼠急性肝损伤、免疫性肝损伤及大鼠慢性肝损伤有保护作用，均能有效降低血清中谷丙转氨酶（ALT）、谷草转氨酶

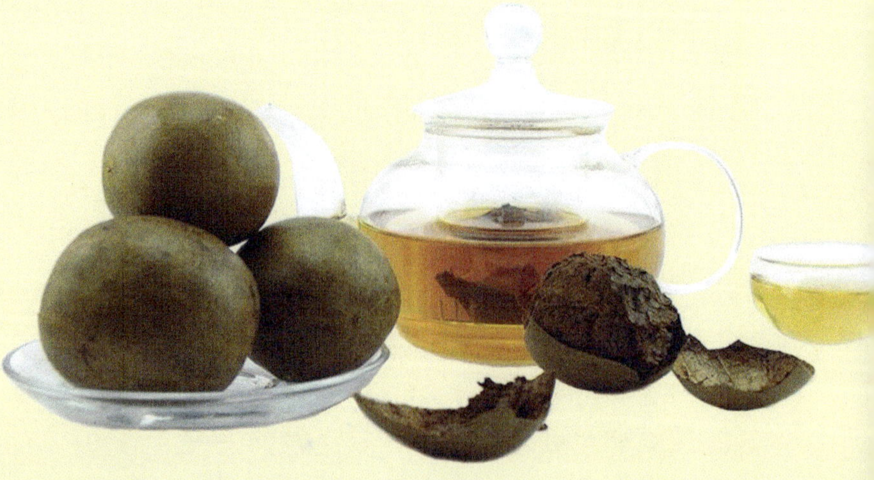

（AST）活性，显著减轻肝组织病理变化程度，使肝组织匀浆 SOD 活性升高、MDA 含量降低。

5 金银花

来源于忍冬科植物忍冬［*Lonicera japonica* Thunb.］的干燥花蕾或带初开的花，具有清热解毒，疏散风热之功效。用于痈肿疔疮，喉痹，丹毒，热毒血痢，风热感冒，温病发热。

金银花的化学成分主要有挥发油、黄酮类、有机酸类、三萜类和一些微量无机元素。挥发油是金银花的主要有效成分，主要为单萜及倍半萜类化合物，含量较高的有香树烯、芳樟醇和香叶醇。而从山东金银花主流品种鸡爪花和大毛花干品挥发油中鉴定出 60 多种成分，主要成分为棕榈酸，其他成分则多为醇、醛、酮、酸、酯类和烷烃等。不同产地的金银花鲜花挥发油成分多为低沸点的不饱和萜烯类，其中以芳香醇为主，含量占挥发油的45.5%以上。金银花中主要有机酸类是绿原酸类化合物，其中包括绿原酸、异绿原酸和咖啡酸。金银花主要含有的微量元素有：Fe、Mn、Zn、Cu、Ti、Ca、Mo、Sr、Ba、Pb、Cr、V、Co、Li。

现代药理学研究表明金银花具有：

1）免疫调节作用。金银花可促进白细胞的吞噬作用，促进炎性细胞消散，降低中性粒细胞体外分泌功能，调理淋巴细胞活性，显著增加白介素-2的产生。

2）抗微生物作用。金银花对金黄色葡萄球菌、链球菌、大肠杆菌等均有较好的抑制作用。

3）保肝作用。金银花中的三萜皂苷对四氯化碳引起的肝损伤有显著的保护作用，黄褐毛忍冬总皂苷能显著对抗四氯化碳、对乙酰氨基酚及D-半乳糖胺所致肝中毒小鼠血清ALT的升高及降低肝脏甘油三酯含量，并明显减轻肝脏病理损伤的严重程度，使肝脏点状坏死总数和坏死改变出现率明显降低；对对乙酰氨基酚所致的急性肝损伤有保护作用，通过抑制细胞色素P450药酶代谢系统，诱导肝脏葡萄糖醛酸结合酶活性，增强对乙酰氨基酚葡萄糖醛酸结合代谢，从而加强对乙酰氨基酚在体内的毒性代谢，减少对乙酰氨基酚毒性代谢产物。

4）抗血小板凝聚作用。金银花中有机酸类化合物有抗ADP（二磷酸腺苷）诱导的血小板聚集作用。

5）降血脂和降血糖作用。金银花能显著降低多种模型小鼠的血清胆固醇及动脉粥样硬化指数，提高高密度脂蛋白胆固醇含量，保护胰腺β细胞，还有一点降糖作用。

目前，人们将青钱柳叶、黑茶、普洱茶、罗汉果、金银花等经过科学配比制成的各种饮品，均具有一定的滋阴降火、润肺止咳、增强人体免疫力等功效，在一定程度上传承了丹溪养生理论。

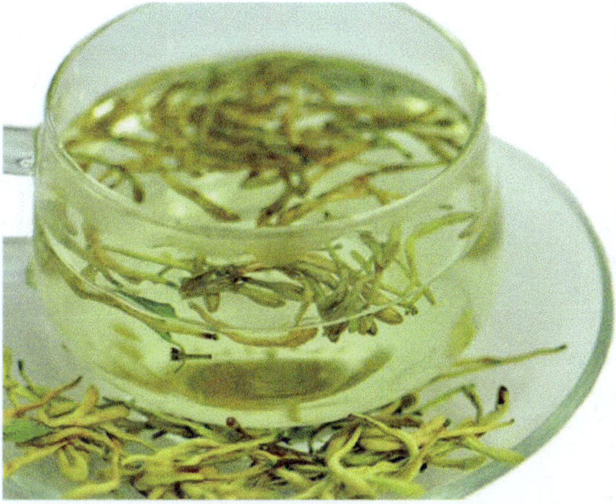

参考文献

陈家群．2005．青钱柳、罗汉果、vc 对训练小鼠抗疲劳能力影响的实验研究．南宁：广西师范大学硕士学位论文

谌梦奇，梁锦业，焦志海，等．2002．青钱柳茶调节血脂作用的临床观察．中华实用中西医杂志，2（15）：863-865

谌梦奇，梁锦业，焦志海，等．2002．青钱柳制剂治疗Ⅱ型糖尿病研究．中华实用中西医杂志，2（15）：801-803

董彩军，谢明勇，聂少平，等．2007．青钱柳提取物体外抗氧化活性研究．食品科学，28（10）：31-34

葛霞，陈婷婷，蔡教英，等．2011．青钱柳多糖抗氧化活性的研究．中国食品学报，11（5）：59-64

韩澄，聂少平，黄丹菲，等．2009．青钱柳多糖对人胃癌 MGC-803 细胞生长的影响．天然产物研究与开发，（6）：952-955

黄贝贝，叶荷平，Huang X，等．2006．青钱柳抗菌作用的实验研究．江西中医学院学报，18（4）：48-49

黄贝贝，肖风仪，张文平，等．2004．青钱柳对小鼠免疫功能的影响．江西中医学院学报，16（5）：59-60

黄敬耀，楼兰英，徐膨．1986．摇钱树叶的药理研究．中药通报，11（11）：61

冷任轩．1994．青钱柳的基础理论研究和临床观察．江西中医药，25（2）：64-65

李海玲，方升佐．2005．青钱柳繁殖技术研究进展．林业科技开发，19（3）:3-5

李俊，李园蚓，李甫，等．2006．青钱柳化学成分研究．中药材，29（5）：441-442

李俊，陆同同，许子竞，等．2005．青钱柳中黄酮成分的研究．中药材，28（12）：1058-1059

李磊，谢明勇，邓泽元，等．2000．青钱柳无机元素的初级形态分析．南昌大学学报（工科版），22（1）：74-77

李磊，谢明勇，孙振华，等．2000．青钱柳叶植物药中生命元素的溶出特性及其化学形态研究．高等学校化学学报，21（5）：707-709

李磊，谢明勇，易醒，等．2001．青钱柳多糖组分及其降血塘活性研究．江西农业大学学报，23（4）：484-486

李磊，谢明勇，易醒．2002．青钱柳多糖降血糖作圳研究．中药材，25（1）：39-41

刘昕，王顺启，谢明勇，等．2007．青钱柳多糖对人宫颈癌 HeLa 细胞和人脐带内皮细胞生长的影响．食品科学，28（10）：520-522

舒任庚，刘玉凤，陈杰，等．2005．青钱柳植物中三萜成分的研究．中药材，28（7）：588-589

舒任庚，舒积成．2007．青钱柳中的酚类化学成分．中草药，38（4）：507-508

舒任庚，宋子荣，舒积成．2006．青钱柳正丁醇部位化学成分．中药材，29（12）：1304-1307

舒任庚，徐昌瑞，黎莲娘．1995．青钱柳甜味成分研究．药学学报，30（10）：757-761

田思胜，王淑珍，王道瑞，等．2006．朱丹溪医学全书．中国中医药出版社：551-558

王京．2012．青钱弱叶战涟漪——青钱柳茶的美丽传说．今日科苑，（12）：97-98

韦京辰，杨新平，李俊，等．2012．青钱柳提取物对 HepG2 2.2. 15 细胞 HBsAg 和 HBeAg 表达的影响．中成药，34（7）：1220-1224

文燕，丁仕武．2015．神奇的青钱柳与糖尿病．军事医学科学出版社：1-8，97-103

谢国文．1999．神茶——青钱柳．植物杂志，01：16

谢建华，谢明勇，聂少平，等．2007．青钱柳多糖提取工艺的研究．食品科学，28（10）：188-191

谢建华，谢明勇，聂少平，等．2007．青钱柳中多糖的测定．分析试验室，26（8）：32-36

谢明勇，王远兴，温辉梁，等．2001．青钱柳中黄酮苷和维生素含量的测定．食品科学，22（1）：66-68

谢明勇，王远兴，易醒，等．2004．青钱柳叶中黄酮化合物结构及含量研究．分析化学，32（8）：1053-1056

杨大坚，钟炽吕，谢昭明．1992．甜茶树甜味成分研究．药学学报，27（11）：841-844

叶振南，李楠，盛丹丹，等．2014．青钱柳多糖对高脂血症大鼠血脂及

抗脂质过氧化作用的影响．现代食品科技，30（4）：1-5
易醒，石建功，周光雄，等．2002．青钱柳化学成分研究．中国中药杂志，27（1）：43-45
易醒，谢明勇，干远兴，等．2001．反相高效液相色谱法测定青钱柳中黄酮化合物含量．南昌大学学报（理科版），25（2）：161-164
易醒，谢明勇，辜清，等．2000．青钱柳对胆固醇调节作用的初步研究．中国医药工业，4：51-52
易醒，谢明勇，温辉梁，等．2001．青钱柳对四氧嘧啶糖尿病小鼠降血糖作用的研究．天然产物研究与开发，13（3）：52-57
张晓珞，廖循，丁立生．2001．青钱柳的化学成分．应用与环境生物学报，7（1）：90-91
张晓琦，叶文才，殷志琦，等．2005．青钱柳的化学成分研究．中国中药杂志，30（10）：791-792
中国药材公司．1994．中国中药资源志要．北京：科学出版社
钟瑞建，高幼衡，徐昌瑞，等．1996．青钱柳中五环三萜成分的研究．中草药，27（7）：387-388
钟瑞建，舒任庚，倪小兰，等．1996．青钱柳酸 A 的结构研究．药学学报，31（5）：398-400
朱贲峰，贺肇东，王政峰，等．2004．不同产地青钱柳的总黄酮含量比较．海峡药学，16（3）：88-89
Jiang Z Y，Zhang X M，Zhou J，et a1．2006．Two new triterpenoid glycosides from *Cyclocarya paliurus*．Journal of Asian Natural Products Research，8（1.2）：93-98
Kurihara H，Asami S，Shibata H，et a1．2003．Hypolipemic effect of *Cyclocarya paliurus*（Batal．）lljinskaja in lipid—loaded mice．Biological & Pharmaceutical Bulletin，26（3）：383-385
Shu R G，Xu C R，Li L N，et a1．1995．Cyclocariosides Ⅱ and Ⅲ：two seeodammarane triteroenoid saponins from *Cyclocarya paliurus*．Planta Medica，61（6）：55l-553
Xie M Y，Li L，Nie S P，et a1．2006．Determination of speciation of elements relmed to blood sugar in bioactive extracts from *Cyclocarya* p. leaves by FIA-ICP-MS．European Food Research and Technology，223（2）：202-209